Kohlhammer

Behandlungspfade für die ambulante Integrierte Versorgung von psychisch erkrankten Menschen
Evidenzbasiert – leitlinienorientiert – sektorenübergreifend – interdisziplinär
Herausgegeben von Wulf Rössler und Jörn Moock

Übersicht über die Bände:

- Dorothea Büchtemann, Denise Kästner, Christian Koch, Kirsten Kopke, Jeanett Radisch, Wolfram Kawohl, Jörn Moock, Wulf Rössler:
  Mittelschwere und schwere unipolare Depression
  ISBN: 978-3-17-024846-5

- Denise Kästner, Dorothea Büchtemann, Steffi Giersberg, Christian Koch, Anke Bramesfeld, Jörn Moock, Wolfram Kawohl, Wulf Rössler:
  Bipolare Störungen
  ISBN: 978-3-17-024826-7

- Jeanett Radisch, Johanna Baumgardt, Elina Touil, Jörn Moock, Wolfram Kawohl, Wulf Rössler:
  Demenz
  ISBN: 978-3-17-024830-4

- Jeanett Radisch, Katja Kleine-Budde, Johanna Baumgardt, Jörn Moock, Wolfram Kawohl, Wulf Rössler:
  Schizophrenie
  ISBN: 978-3-17-026076-4

- Steffi Giersberg, Elina Touil, Denise Kästner, Dorothea Büchtemann, Jörn Moock, Wolfram Kawohl, Wulf Rössler:
  Alkoholabhängigkeit
  ISBN: 978-3-17-029164-5

Jeanett Radisch, Johanna Baumgardt,
Elina Touil, Jörn Moock, Wolfram Kawohl,
Wulf Rössler

Demenz

Unter Mitarbeit von Brigitte Harnau, Matthias
Hamann-Roth, Marianne Miemietz-Schmolke,
Winfried Reichwaldt, Wolfram Beins

Verlag W. Kohlhammer

Finanzierung: Innovations-Inkubator der Leuphana Universität Lüneburg aus Mitteln des Landes Niedersachsen und der Europäischen Union

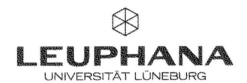

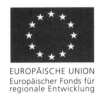

EUROPÄISCHE UNION
Europäischer Fonds für
regionale Entwicklung

1. Auflage 2015

Alle Rechte vorbehalten
© W. Kohlhammer GmbH, Stuttgart
Gesamtherstellung: W. Kohlhammer GmbH, Stuttgart

Print:
ISBN 978-3-17-024830-4

E-Book-Formate:
pdf: ISBN 978-3-17-024831-1
epub: ISBN 978-3-17-024832-8
mobi: ISBN 978-3-17-024833-5

Danksagung

Wir möchten uns bei allen herzlich bedanken, die durch das Bereitstellen ihres Wissens und ihrer Erfahrung zur Erstellung des Behandlungspfades beigetragen haben.

Insbesondere danken wir den Teilnehmern der Arbeitsgruppe, die die Leuphana Universität Lüneburg bei der Entwicklung des Behandlungspfades unterstützt hat: Brigitte Harnau, Matthias Hamann-Roth, Marianne Miemietz-Schmolke und Wolfram Beins.

Ausdrücklich bedanken wir uns auch bei Inge Bartholomäus, Prof. Dr. Sabine Bartholomeyczik, Dr. Frank Bergmann, Prof. Dr. Hans Gutzmann, Dr. Bernhard Holle, Dr. Michael Pentzek, Frank Zerschke, Dr. Jochen René Thyrian, Theresa Urbons, Dr. Horst Christian Vollmar, Dr. Volker von Damerau-Dambrowski und Regina Wilgeroth.

Inhaltsverzeichnis

Abbildungsverzeichnis

Alle Algorithmen aus dem Buch können auch als Pdf-Dateien kostenfrei im Internet heruntergeladen werden[1]:

http://downloads.kohlhammer.de/?isbn=978-3-17-024830-4 (Passwort: 000s4i0f)

---

1 Wichtiger urheberrechtlicher Hinweis: Alle zusätzlichen Materialien, die im Download-Bereich zur Verfügung gestellt werden, sind urheberrechtlich geschützt. Ihre Verwendung ist nur zum persönlichen und nichtgewerblichen Gebrauch erlaubt. Jede Verwendung außerhalb der engen Grenzen des Urheberrechts ist ohne Zustimmung des Verlags unzulässig und strafbar. Das gilt insbesondere für Vervielfältigungen, Übersetzungen, Mikroverfilmungen und für die Einspeicherung und Verarbeitung in elektronischen Systemen.

Legende zu den Abbildungen 1–4

Klinischer Zustand

Entscheidungsknoten

Aktionsfeld (Tätigkeit)

Logische Abfolge

Empfehlungsgrade:

A

B

C/0

KKP
(klinischer Konsenspunkt)

Abkürzungsverzeichnis

A) Allgemeine Abkürzungen

A	Aufnahme
AK	Aufklärung
AP	Ambulante Pflege (nach SGB XI, im Rahmen der Pflegeversicherung)
APP	Ambulanter psychiatrischer Pflegedienst (nach SGB V)
B	Basismodul
DemTect	Demenz-Detektionstest
E	Ergänzungsmodul
FA/FÄ	Facharzt/Fachärzte
HA/HÄ	Hausarzt/Hausärzte
HKP	Häusliche Krankenpflege (nach §132a Abs. 2 SGB V)
I	Intervention
ICD-10	International Statistical Classification of Diseases and Related Health Problems, 10. Revision
IV	Integrierte Versorgung
K	Krisenintervention
KH	Krankenhaus
KK	Krankenkasse(n)
KKP	Klinischer Konsenspunkt
KQ	Kooperation und Qualitätssicherung
LL	Leitlinie(n)
LLFA	S3-Leitlinie Demenz der Deutschen Gesellschaft für Psychiatrie, Psychotherapie und Nervenheilkunde (DGPPN) und der Deutschen Gesellschaft für Neurologie (DGN)
LLHA	Leitlinie Demenz der Deutschen Gesellschaft für Allgemeinmedizin und Familienmedizin (DEGAM)
LLS	Leitliniensynopse
MMST	Mini-Mental-Status-Test
NVL	Nationale Versorgungsleitlinie
p-BP	(Geronto-)psychiatrische Bezugspflegekraft (ausführende Pflegekraft der APP)
PEI	Psychoedukative Intervention
p-FA	(geronto-)psychiatrisch tätiger Facharzt
Psy	Psychologe
PT	Psychotherapeut
QI	Qualitätsindikatoren
SAPV	Spezialisierte ambulante Palliativversorgung
SGB V	5. Sozialgesetzbuch (Gesetzliche Krankenversicherung)
SGB XI	11. Sozialgesetzbuch (Soziale Pflegeversicherung)
SGB XII	12. Sozialgesetzbuch (Sozialhilfe)
SpDi	Sozialpsychiatrischer Dienst
TDFF	Test zur Früherkennung von Demenzen mit Depressionsabgrenzung
UAW	Unerwünschte Arzneimittelwirkung
UZT	Uhrentest (Uhrzeit-Zeichnen-Test)
V	Vermittlung

B)   Abkürzungen Experteninterview-Codes

AE	Angehörige-Experte
APPP	Ambulante psychiatrische Pflege-Praktiker
BSt	Beratungsstelle-Praktiker
FAE	Facharzt-Experte
FAP	Facharzt-Praktiker
HAE I	Hausarzt-Experte 1
HAE II	Hausarzt-Experte 2
HAP	Hausarzt-Praktiker
PfE	Pflege-Experte
PfP	Pflege-Praktiker
PsyE	Psychologen-Experte

1 Einleitung

Im Folgenden wird ein Behandlungspfad für die ambulante, ärztlich geleitete Integrierte Versorgung (IV) von Menschen mit Demenz vorgelegt. Er ist anwendbar bei den Diagnosen F00-F03 nach ICD-10 sowie allen F00-Diagnosen, die eine Demenz nicht ausschließen, wie F05 und F07. Im Mittelpunkt des Behandlungspfads steht die Behandlung in einer Arztpraxis in enger Zusammenarbeit mit ambulanten Akteuren der Demenzversorgung. Es obliegt dabei dem behandelnden Arzt sowie den weiteren an der Behandlung beteiligten Akteuren, die beschriebenen Abläufe den individuellen Bedürfnissen und Notwendigkeiten des Einzelfalls anzupassen[2].

Behandlungspfade »beschreiben den idealen Versorgungsverlauf, die optimale Abfolge und Terminierung der wichtigsten Interventionen, die von allen Berufsgruppen und Disziplinen bei der Versorgung eines Patienten mit einer bestimmten Diagnose oder Behandlung durchgeführt werden« (Dick et al. 2006). Im Gegensatz zu Leitlinien fokussieren sie organisatorische Aspekte, also das »Wer?« und »Wann?« anstelle des »Was?« und »Wie?« einer Behandlung. Sie verfolgen das Ziel, Abläufe zu standardisieren, eine interdisziplinäre und schnittstellenübergreifende Koordination zu leisten sowie Transparenz für Leistugserbringer, Kostenträger, Patienten und deren Angehörige zu schaffen. Behandlungspfade können eine wichtige Orientierung für sich neu etablierende Leistungsanbieter darstellen, aber auch die Handlungssicherheit erfahrener Akteure erhöhen. Häufig werden Behandlungspfade in ihrer Funktion als Implementierungshilfe für Leitlinien erwähnt. Hierbei geht es vor allem darum, Inhalte der Leitlinie regionalen Gegebenheiten entsprechend anzupassen und umzusetzen. Dadurch soll u. a. die aktive Verbreitung der in der Leitlinie festgeschriebenen evidenzbasierten Interventionen gefördert werden. Darüber hinaus können Behandlungspfade aufgrund der ihnen immanenten Dokumentation als Instrumente der Qualitätssicherung sowie der Kostenerfassung und -kontrolle genutzt werden (Dick et al. 2006; Koitka 2010; Lelgemann und Ollenschläger 2006).

> **Behandlungspfad: Ziel und Aufgabe**

Die Entwicklung und Implementierung von Behandlungspfaden lohnt sich vor allem bei Krankheitsbildern mit hoher Prävalenz sowie innerhalb von Versorgungsbereichen, in die viele Disziplinen und Schnittstellen involviert sind. Im Jahre 2009 wurde die weltweite Anzahl von Menschen mit Demenz auf 36 Millionen geschätzt (Alzheimer's Disease International (ADI) 2011). Demzufolge kann bei der Entwicklung und Implementierung eines Behandlungspfades für dieses Erkrankungsbild von einem hohen potenziellen Nutzen ausgegangen werden. In Deutschland waren nach Angaben der Deutschen Alzheimer Gesellschaft (2008) im Jahre 2007 ca. 1,2 Millionen Personen an einer Demenz erkrankt. Dies entspricht einer Gesamtprävalenz von 6,5 bis 7,3 %[3]. Zudem wird in Deutschland bis zum Jahr 2020 mit 1,4 Millionen und bis zum Jahr 2050 mit 2,6 Millionen Demenzerkrankten gerechnet. Durch die steigende Zahl der Betroffenen kann davon ausgegangen werden, dass die Inanspruchnahme von Haus- und Fachärzten, ambulanten Angeboten sowie stationären Einrichtungen deutlich ansteigen wird. Da Demenzerkrankungen zu den

> **Demenzerkrankungen verzeichnen stetig steigende Prävalenz- und Inzidenzraten. Sie gehören zu den kostenintensivsten Erkrankungen im hohen Alter**

---

2 Für allgemeine Personenbezeichnungen wurde aus Gründen der einfacheren Lesbarkeit die männliche Ausdrucksform gewählt. Sie schließt jedoch gleichermaßen die weibliche Form mit ein. Die Leserinnen und Leser werden hierfür um Verständnis gebeten.

3 Eine Million der Betroffenen waren älter als 65 Jahre; 2/3 von ihnen sind Frauen. In dieser Altersgruppe erkranken jährlich ca. 280.000 Personen erstmalig an einer Demenz; auch hier ist der Großteil von ihnen (70 %) weiblich. Allgemein steigt die Wahrscheinlichkeit, an einer Demenz zu erkranken, mit zunehmendem Alter stark an: Während sie zwischen 65-69 Jahren bei 1,5 % liegt, steigt sie ab einem Alter von 90 Jahren auf 30 % an (Robert Koch Institut (RKI) 2005).

kostenintensivsten Erkrankungen im hohen Alter[4] gehören, kann das bundesdeutsche Gesundheitssystem nach gegenwärtigen Einschätzungen in seiner jetzigen Form die erwarteten Mehrbelastungen nicht auffangen. So wurden bereits im Jahr 2002 in Deutschland insgesamt 22,4 Milliarden Euro für psychische und Verhaltensstörungen aufgebracht, wovon 5,6 Milliarden auf die Behandlungen von Demenzerkrankungen entfielen[5] (Robert Koch Institut (RKI) 2005). Relativ betrachtet übersteigen die Kosten der stationären die der ambulanten Pflege dabei um ein Vielfaches (Steckmaier 2010). Nicht erfasst werden in den Statistiken zumeist jene Kosten, die durch in Privathaushalten lebende und dort überwiegend von Familienmitgliedern betreute Patienten entstehen. Danach Naumann et al. (2011) in Deutschland ca. 80 % der Menschen mit Demenz zu Hause von einem Familienmitglied betreut werden[6], welches z. T. mit Belastungserscheinungen und gesundheitlichen Beeinträchtigungen auf die Pflegesituation reagieren, sind die realen Kosten der Erkrankung noch höher zu verorten.

Versorgungsdefizite

Bereits heute besteht in Deutschland trotz vielfältiger Diagnostik-, Behandlungs- und Unterstützungsoptionen eine mangelhafte Versorgungssituation bzgl. dementieller Erkrankungen (Bohlken 2007; Schencking und Keyser 2007). So wird eine Demenz häufig (zu) spät oder gar nicht erkannt, mit unzulänglichen sowie falschen Maßnahmen behandelt und ihre Implikationen unzureichend an Betroffene und Angehörige kommuniziert (DGPPN 2006). Als eine Barriere wird hierbei das sektorisierte Versorgungssystem diskutiert, das von Schnittstellenproblematiken, Informationsdefiziten über Angebote außerhalb des eigenen Sektors sowie kaum standardisierten Kommunikationswegen geprägt ist (Fendrich, Berg, Siewert und Hoffmann 2010). Der Mangel an spezialisierten Facharztpraxen und Gedächtniskliniken (Bohlken 2005), die zudem das empfohlene Leistungsspektrum häufig nicht erfüllen, uneinheitlich sind bezüglich ihrer Schwerpunkte bzw. Ausrichtung und ihr therapeutisches Potenzial nicht ausschöpfen, verstärken diese Situation (Buschert 2006).

Integrierte Versorgungskonzepte folgen dem Prinzip »ambulant vor stationär«

Um der großen und stetig wachsenden Zahl an Erkrankten, den Defiziten in der Versorgung, den Beeinträchtigungen betreuender Angehöriger sowie den hohen Ausgaben für Gesundheit und Pflege entgegenzuwirken, ist eine Verbesserung der ambulanten Versorgung notwendig. Als ein Lösungsansatz für diese Problemlage wird die Etablierung vernetzter, integrierter Versorgungskonzepte und -strukturen diskutiert (Berger 2004). In deren Zentrum sollte bei dementiellen Erkrankungen eine Arztpraxis stehen, die in enger Zusammenarbeit mit weiteren Akteuren der ambulanten geriatrischen Versorgung eine kontinuierliche Behandlung und Begleitung gewährleistet. So sollen u. a. Informationsverluste an Schnittstellen reduziert und Synergien besser genutzt werden können. Integrierte Versorgungskonzepte verfolgen neben einer intensiveren Zusammenarbeit der Akteure das Ziel einer verbesserten Versorgungsqualität bei gleichzeitiger Kostenreduktion (Kaduszkiewicz und van den Bussche 2005). Dies kann durch die konsequente Umsetzung des Grundsatzes »ambulant vor stationär«, wonach Klinikaufenthalte möglichst vermieden oder hinausgezögert werden, erreicht werden. Dazu müssten jedoch ambulante Versorgungsabläufe optimiert, unterstützt und ausgeweitet werden. Um dies zu realisieren, werden bspw. die Implementierung spezifischer Angebote, wie ambulante psychiatrische Pflege (APP) oder psychoedukative Interventionen (PEI), standarisierte Versorgungsabläufe durch Behandlungspfade, qualitätssichernde Maßnahmen und regelmäßige Fallkonferenzen der Akteure, empfohlen (Klesse, Bermejo und Härter 2007; Steckmaier 2010). Obgleich die Effekte einer IV bei Menschen mit Demenz unseres Wissens bislang nicht empirisch belegt wurden, gibt es zahlreiche Hinweise in Literatur und Versorgungspraxis, dass diese Versorgungsform erfolgversprechende Ergebnisse erzielen kann (Sander und Albus 2012; van den Bussche und Leitner 2011; Steckmaier 2010).

---

4 Durchschnittlich entstehen durch einen Menschen mit Demenz Kosten von ca. 43.767 Euro pro Jahr. Da die genaue Höhe vom Schweregrad abhängig ist, variieren die Einzelfallkosten zwischen 5.100 Euro im frühen und bis zu 92.000 Euro im fortgeschrittenen Krankheitsstadium (Robert Koch Institut (RKI) 2005).

5 Für das Jahr 2010 wurden die weltweit durch Demenz-Erkrankungen verursachten Kosten auf 604 Billionen US-Dollar geschätzt, was mehr als 1 % des globalen Bruttoinlandprodukts entspricht (Alzheimer's Disease International (ADI) 2011).

6 70 % aller Demenzkranken, die in einem Privathaushalt leben, wohnen hierbei in einem gemeinsamen Haushalt mit ihren Angehörigen, 30 % leben allein in einer Wohnung (Naumann et al. 2011).

Grundlage für den vorliegenden Behandlungspfad war der Behandlungspfad Schizophrenie nach dem Niedersächsischen Weg (Walle 2010). Er kann problemlos in anderen Regionen Deutschlands angewendet werden und auch dort bspw. die Gestaltungsgrundlage für IV-Verträge bzgl. Demenzerkrankungen bilden. Ausgangspunkt bildet der niedergelassene Arzt, der einer regionalen Versorgungsverantwortung unterliegt. Bei dem Verdacht einer sich entwickelnden oder bereits vorliegenden Demenz wird der Hausarzt als erster Ansprechpartner betrachtet. In enger Zusammenarbeit mit einer APP, deren Mitarbeiter als psychiatrische Bezugspflegekraft (p-BP) fungieren, obliegt ihm – bei Patientenwunsch – die Steuerung und Prozesskontrolle des Versorgungsverlaufs. In Regionen, in denen es keine APP gibt, gilt es, diese im Rahmen einer IV zu etablieren. Da die Umsetzung eines Case Managements vielerorts gegenwärtig problematisch wäre, wurden im vorliegenden Behandlungspfad nur Elemente dieses Ansatzes aufgegriffen. Ist eine Etablierung entsprechend lokaler Gegebenheiten möglich, wird diese ausdrücklich empfohlen. Ebenso wird die Integration von Elementen des Behandlungspfades in regionale Strukturen empfohlen, bspw. bei Vorhandensein von Pflegestützpunkten, Pflegezentren, u. a.

2 Methodik

Der Behandlungspfad für die ambulante Integrierte Versorgung von Menschen mit Demenz wurde vor dem Hintergrund folgender Fragestellungen entwickelt:

- »Welche Versorgungsdefizite treten in der ambulanten Versorgung von Menschen mit Demenz in Deutschland auf?«
- »An welchen Schnittstellen entstehen Probleme im Versorgungsprozess und warum?«
- »Welche Auswirkungen haben diese Probleme?«
- »Welche Lösungsansätze bzw. -möglichkeiten bestehen oder könnten implementiert werden, um diese Probleme zu bewältigen?«

Diese Fragen waren die Grundlage für eine systematische Erfassung der vorhandenen Diskrepanzen zwischen dem derzeitigen Ist- und dem Soll-Zustand der Versorgung von Menschen mit Demenz. Zudem galt es zu berücksichtigen, welche Optimierungs- oder Veränderungspotenziale es bereits gibt, die generiert und implementiert werden müssten. Für ein solches exploratives Vorgehen bieten sich qualitative Methoden an.

Um einen Überblick über ein evidenzbasiertes, strukturiertes Vorgehen in der Versorgung von Menschen mit Demenz zu erhalten und den Soll-Zustand zu definieren, wurden nach einer Recherche zu internationalen und nationalen Leitlinien die S3-Leitlinie DGPPN/DGN (2010) und die dazugehörige Synopse sowie die NICE-Leitlinie (National Institute for Health and Clinical Excellence 2011) gesichtet. Zusätzlich wurde die DEGAM-Leitlinie herangezogen, um auch die hausarztbasierende Sichtweise zu ergründen. Ziel war es, evidenzgestützte Erkenntnisse zur optimalen Versorgung von Menschen mit Demenz zu erhalten. Im Jahr 2007 wurde zudem die Entwicklung einer Nationalen Versorgungsleitlinie (NVL) Demenz, deren Analyse ebenfalls eine hohe Relevanz für den hier vorliegenden Behandlungspfad hätte, beschlossen. Die geplante Fertigstellung der NVL Demenz in diesem Jahr (2015) ist auf Grund fehlenden Konsens der beteiligten Experten und Organisationen derzeit ausgesetzt. Hintergrund der Unterbrechung ist, dass von den an der Verfassung der NVL beteiligten Akteuren die Evidenzlage bzgl. der diagnostischen Erfordernisse unterschiedlich interpretiert wird.

Im zweiten Schritt wurde für die Beschreibung des Ist-Zustandes eine systematische Literaturrecherche durchgeführt, die den zentralen Fragestellungen folgt. Die Recherche fand in den Datenbanken Pubmed, Web of Science, Psyndex, Psycinfo, Cochrane Database of Systematic Reviews sowie Thieme statt. Fokussiert wurde in der Recherche die ambulante Versorgung in Deutschland, um den nationalen Rahmenbedingungen des Behandlungspfades zu entsprechen. Lediglich für offene Fragen und Punkte, die durch die Literatur zur deutschen ambulanten Versorgung nicht abgedeckt werden konnte, wurde internationale Literatur herangezogen. Der Suchalgorithmus der Literaturrecherche bestand daher aus der Verknüpfung der Hauptsuchbegriffe *Demenz/dementia* AND *Deutschland/germany* und wurde um weitere Suchbegriffe ergänzt, die für die ambulante Versorgung von Bedeutung sein können (siehe Anhang A: Suchbegriffe Literaturrecherche »Demenz«). Aufgrund der verschiedenen Indexierungssysteme (Khan, Kunz R., Kleiijnen J. und Antes G. 2004) und Größe der Datenbanken wurden die Suchbegriffe und ihre Verknüpfungen ggf. angepasst, z. B. wurde bei einigen Datenbanken zusätzlich die Verknüpfung *Demenz/dementia* OR *Alzheimer/alzheimer* verwendet sowie zur weiteren Eingrenzung *ältere/elderly* als AND-Verknüpfung. Weiter wurden hauptsächlich die Suchfilter »Sprache« (englisch, deutsch) sowie

»Zeitraum« (2004-2011)[7] eingesetzt, daneben je nach Datenbank auch »Alter« (der Zielgruppen) und »Publikationsart« (z. B. Review, Meta-Analyse, RCT). Aus 771 Funden wurden nach Ausschluss der Dubletten und einer Abstimmung zwischen den beteiligten wissenschaftlichen Mitarbeitern 98 Publikationen als relevant eingestuft und analysiert. Zwei weitere als relevant eingestufte Publikationen entstammten einer Handsuche. Hinsichtlich der Literaturrecherche ist zu bedenken, dass die vorgefundene Literatur zumeist einem Veröffentlichungsbias unterliegt und die anglophone Literatur dem deutschen Gesundheitswesen oftmals nicht gerecht wird. Es ist damit nicht auszuschließen, dass die Ergebnisse in ihrer Gesamtheit den Versorgungsalltag nicht ganz vollständig erfassen können.

Im letzten Schritt wurden, um ein ganzheitliches Bild aus verschiedenen Perspektiven zu erhalten, leitfadengestützte Experteninterviews nach Meuser/Nagel (2009) mit Experten aus Wissenschaft, Verbänden und der Versorgungsbasis durchgeführt. Der qualitative Ansatz der Experteninterviews wurde ausgewählt, um in kurzer Zeit auf das differenzierte Fachwissen des Einzelnen zurückgreifen zu können. Angelehnt an Meuser/Nagel (2009) wurde bei der Expertensuche als Experte bezeichnet, wer vordergründig aufgrund seiner aktuellen Tätigkeit und nicht allein aufgrund seiner bisherigen Biografie/Ausbildung über ein spezielles Fach- und Kontextwissen und damit über einen Zugang zu Informationen im Handlungsfeld der ambulanten Versorgung von Menschen mit Demenz verfügte. Im Hinblick auf das spezifische Wissen der Experten konnten diese in zwei verschiedene Gruppen unterteilt werden: zum einen in Experten, die Wissen durch ihre wissenschaftliche Tätigkeit oder ihre Arbeit in Verbänden erwarben, zum anderen in Praktiker, die über ein Wissen aufgrund ihrer praktischen Tätigkeit verfügten. Die Entwicklung des halbstrukturierten Interviewleitfadens orientierte sich an den bereits oben benannten zentralen Fragestellungen. Darüber hinaus lieferte, neben weiteren theoretischen Vorüberlegungen und der Rekonstruktion des zu erforschenden Feldes, auch die Literaturrecherche Hinweise für die zu entwickelnden Leitfragen.

Insgesamt wurden zwölf Interviews durchgeführt. An den Interviews nahmen folgende Experten teil: drei Hausärzte (HAE I, HAE II, HAP), zwei Fachärzte (FAE, FAP), ein Psychologe (PsyE), zwei Experten aus dem Bereich der Pflege (PfE, PfP), jeweils ein Patienten- und ein Angehörigenexperte (BSt, AE) sowie je ein Experte aus der ambulanten psychiatrischen Pflege (APPP) und einer gerontopsychiatrischen Beratungsstelle. Die Dauer der Interviews betrug zwischen 30 und 65 Minuten. Neben den bereits durch die Literaturrecherche identifizierten Versorgungsdefiziten wurden die interviewten Experten auch nach Verbesserungsmöglichkeiten sowie Lösungsstrategien zu jenen Bereichen befragt.

Nach der Transkription der Interviews nach den Regeln von Kuckartz (2007) erfolgte die Auswertung der Interviews auf Basis der qualitativen Inhaltsanalyse nach Mayring (2010). Vorbereitend zur Auswertung wurden die transkribierten Texte zunächst im Rahmen einer Zusammenfassung auf wesentliche Inhalte reduziert, um ein überschaubares Abbild des Grundmaterials zu erhalten (Mayring 2003). Im zweiten Schritt wurde der Text je nach Bedeutung und Aussagekraft in einzelnen Satzteilen, Sätzen oder Absätzen extrahiert, in dem zuvor die Analyseeinheiten bestimmt wurden (Sinnbereich, Interviewcode, Originaltext, Paraphrase, Generalisierung). Aus den extrahierten Textstellen wurden weitgehend originalgetreue Paraphrasen gebildet, die anschließend auf ein vorher festgelegtes Abstraktionsniveau mit Fokus auf Probleme und Lösungsansätze in der ambulanten Versorgung von Menschen mit Demenz generalisiert wurden. Vor dem Schritt der Kategorienbildung wurden im Sinne einer Reduktion des Materials bedeutungsgleiche und nicht inhaltstragende Paraphrasen, z. B. verallgemeinernde Angaben zum Untersuchungsfeld und Aussagen, die nicht der demenzspezifischen Versorgung entsprachen, gestrichen (Mayring 2010). Im letzten Schritt fand eine induktive Kategorienbildung im Rahmen einer »offenen Codierung«, d. h. ohne Interpretation durch vorab formulierte Theoriekonzepte oder Annahmen (ebd.), statt.

Analog zur Entwicklung der Interviewleitfäden erfolgte auch die Auswertung der Interviews durchgehend in interdisziplinärer Zusammenarbeit zwischen Sozial- und Gesundheitswissen-

Experteninterviews

Qualitative Inhaltsanalyse

---

7 Das GKV-Modernisierungsgesetz im Jahre 2004, das einen wichtigen Grundstein für die sektorenübergreifende Versorgung bildet, könnte einen Einfluss auf die Versorgungspraxis gehabt haben. Deshalb begann das Zeitlimit der Recherche erst mit dem Jahr 2004.

schaftlern (vgl. Gläser und Laudel 2004). Im Sinne einer »Intercoderreliabilität« (Mayring 2010) wurde jedes Interview von zwei voneinander unabhängigen Codierern ausgewertet. Die Ergebnisse der Auswertungen wurden anschließend aufeinander abgestimmt. Hiernach sah ein dritter wissenschaftlicher Mitarbeiter das ausgewertete Interview auf mögliche Unstimmigkeiten/Diskussionspunkte durch, um die Objektivität und die damit eng verknüpfte Validität als Gütekriterien qualitativer Datenerhebung zu gewährleisten (Bortz 2003).

Konsentierung Mit Hilfe der Ergebnisse aus der Leitlinienrecherche wurden erste Module des Behandlungspfades mit für jeden diagnostischen und therapeutischen Prozess relevanten Merkmalen (Ziele, Voraussetzungen, Patienteneigenschaften, Leistungserbringer, Aufgaben, Ort, Aufwand, Ergebnisdokumentation) erstellt. Dabei wurden alle Empfehlungsgrade und Evidenzebenen der Leitlinien zu demenzspezifischen Diagnose- und Behandlungsschritten berücksichtigt. Die Ergebnisse aus der Literaturrecherche wurden anschließend mit den Interviewergebnissen zusammengetragen und für die Erweiterung der Elemente des Behandlungspfades, d. h. Module, Algorithmen sowie Textteile, verwendet.

Um der Passung des Behandlungspfades als bedeutenden Implementierungsfaktor (siehe auch Implementierung) Rechnung zu tragen, wurde der Behandlungspfad zweimal in einer vorläufigen Fassung einer Konsentierung durch zwei Gruppen unterzogen. Die Konsentierungsgruppen bestanden aus den an den Interviews beteiligten Experten sowie Mitgliedern einer Arbeitsgruppe[8], die in Zusammenarbeit mit der Leuphana Universität Lüneburg den Behandlungspfad erstellte. Die im Konsensusverfahren generierten Rückmeldungen wurden erfasst und für die Überarbeitung bzw. Anpassung des vorläufigen Behandlungspfades angewandt.

Im Folgenden werden die zentralen Ergebnisse der durchgeführten Datenerhebung dargestellt. Die Ergebnisse waren grundlegend bzw. maßgeblich für die darauffolgenden Behandlungsmodule und -algorithmen.

---

8 Der Behandlungspfad wurde unter Federführung der Leuphana Universität Lüneburg und mit freundlicher Unterstützung von Brigitte Harnau (Leiterin, Caritas Forum Demenz, Hannover; Sprecherin der NAAPPF des LFBPN), Marianne Miemietz-Schmolke (Mitarbeiterin, Caritas Forum Demenz, Hannover), Wolfram Beins (geschäftsführender Leiter der Psychosozialen Beratungsstelle, Celle) sowie Matthias Hamann-Roth (psychiatrisch tätiger Facharzt, Hannover) im Zeitraum von November 2011 bis März 2012 entwickelt.

3 Ergebnisse

3.1 Allgemeine Probleme

Das deutsche Gesundheitssystem wird als unübersichtlich und nicht der Versorgungsrealität von Menschen mit Demenz entsprechend erlebt. Als stark hinderlich werden starre Versorgungs- und Finanzierungsstrukturen sowie die Orientierung an Leitlinien genannt, die wenig mit den Anforderungen der Pflegepraxis korrelieren und zum Teil gegenläufige Empfehlungen geben (DEGAM 2008; DGPPN 2009; Hirsch 2008; Schaeffer und Kuhlmey 2008), [AE; APPP; FAE; HAE I][9]. Weitere Kritikpunkte sind die institutionelle Trennung zwischen Pflege- und Krankenversicherung, eine hohe Bürokratie im Versorgungssystem sowie die engen Bestimmungen zum Erhalt von Pflegeversicherungsleistungen, was eine reibungslose, bedarfsorientierte und umfassende Demenzversorgung häufig behindert (Bohlken 2005; Hirsch 2008), [AE; APPP; FAE]. Durch den Mangel an Fachärzten, gerontopsychiatrisch-spezialisierten Einrichtungen und sozialen Servicestellen für Betroffene und Angehörige einerseits sowie eine stetig wachsende Patientenzahl andererseits wird die Situation noch verschärft (Bohlken 2005; Gutzmann und Haupt 2009; Holle et al. 2009), [BSt; FAE; HAE I; HAP; PfE; PsyE]. Besonders problematisch stellt sich die Versorgungssituation in ländlichen und strukturschwachen Regionen dar, wo lange Wartezeiten und das Fehlen von Beratungs- und Versorgungsangeboten häufig zugegen sind (Fendrich et al. 2010; Wüstenbecker, Bruchmann, und Juckel 2011), [BSt; HAE I; HAP].

Den beschriebenen Hürden entsprechend wird auch der Versorgungsablauf als problematisch dargestellt. So verhindern nach Holle et al. (2009) und Förstl, Bickel, Kurz, und Borasio (2010) unpassende Interventionen sowie unklare, ambivalente Behandlungsentscheidungen und Empfehlungswege die optimale Versorgung von Menschen mit Demenz. Dies kann dazu führen, dass Behandlung, Beratung und Unterstützung ineffizient verlaufen. Hirsch (2008) erwähnt in diesem Zusammenhang die verschiedenen und z.T. sehr komplizierten Arbeits- und Interventionsabläufe. Er merkt an, dass Handlungsempfehlungen häufig an realen Gegebenheiten scheitern, sodass der geforderte Grundsatz »ambulant vor stationär« wenig Umsetzung findet. Darüber hinaus wird die qualitative und quantitative Personalausstattung in vielen Einrichtungen als mangelhaft beschrieben, was die Erarbeitung und Umsetzung von qualifizierten Vorgehensweisen oft problematisch macht. Unzureichende Versorgungsabläufe werden ebenfalls auf das Fehlen von konsensfähigen Standards und einheitlichen Leitlinien in Bezug auf Diagnostik und Behandlung zurückgeführt (Kaduszkiewicz und van den Bussche 2005), [BSt; HAE I]. Des Weiteren wird aufgezeigt, dass die Versorgungsqualität bei Menschen mit Demenz entscheidend von der Behandlungsqualität komorbider Erkrankungen abhängt (Forstl et al. 2010; van den Bussche und Leitner 2011), [HAE I; PfE]. Obgleich Multimorbidität bei geriatrischen Patienten häufig zugegen ist, wird dieser zumeist weder in Leitlinien Rechnung getragen noch in Behandlungspfaden abgebildet (Lüttje, Varwig, Teigel, und Gilhaus 2011), [APPP; HAE I; PfE]. Mit dem Problem der Prioritätensetzung in der Versorgung multipler Erkrankungen bleiben die Akteure somit häufig auf sich gestellt (Hewer und Stark 2010).

Als weitere Ursachen für die beschriebenen Probleme im Versorgungsverlauf werden Nihilismus, eine negative Einstellung sowie Kompetenz- und Wissensdefizite bezüglich dementieller Erkrankungen bei Haus- und Fachärzten diskutiert (Schencking und Keyser

Versorgung von Menschen mit Demenz

Behandlung, Beratung und Unterstützung werden als unzureichend, unpassend und ineffizient beschrieben

Kompetenz- und Wissensdefizite

---

9 Die in den eckigen Klammern wiedergegebenen Abkürzungen beziehen sich auf die interviewten Experten, die Tabelle B) des Abkürzungsverzeichnisses entnommen werden können.

2007; Stoppe 2011a), [FAE; HAE II; PsyE]. Über die Frage, welchem der genannten Aspekte ein höherer Einfluss zukommt, besteht Uneinigkeit. In engem Zusammenhang mit dieser Problematik steht die geringe wahrgenommene Prävalenz von Menschen mit Demenzen in Hausarztpraxen, in welcher darüber hinaus die Vielzahl der Krankheitsbilder einen spezialisierten Blick auf Demenzen erschwert [BSt; HAE I; HAE II; PsyE]. Ein weiterer Kritikpunkt in der Versorgung ist der bisweilen gedanken- und respektlose Umgang mit Menschen mit Demenz sowie das Aberkennen von Kompetenzen und Mitbestimmungsrechten insbesondere im fortgeschrittenen Krankheitsstadium (Kurz et al. 2008b), [APPP; HAE I; PfE].

Pflegende Angehörige Eine grundlegende Bedeutung in der Demenzversorgung kommt Angehörigen zu, ohne die eine Versorgung der Erkrankten nicht möglich wäre. Untersuchungen belegen, dass pflegende Angehörige bei hoher subjektiver Belastung durch Pflege einem erhöhten psychosomatischen Erkrankungs- und Mortalitätsrisiko ausgesetzt sind (DGPPN 2009; Gräßel, Donath, und Kunz 2011; Naumann et al. 2011). Die psychosoziale Belastung bei der Pflege von Alzheimer-Patienten ist hierbei am stärksten ausgeprägt. So erleben Angehörige bspw. eine zunehmende Stressbelastung mit fortschreitendem Krankheitsverlauf. Sie sind z. T. überfordert mit erkrankungsspezifischen Entscheidungen, wenn eine Auseinandersetzung mit der Erkrankung nicht stattgefunden hat und erkrankungsspezifische Vorsorgemaßnahmen im Vorfeld nicht getroffen wurden (Förstl et al. 2010). Um die negativen Auswirkungen der häuslichen Pflege zu verringern und gleichzeitig die Durchhaltefähigkeit der Angehörigen zu stärken, wurden verschiedene Unterstützungsangebote etabliert, die jedoch selten in Anspruch genommen werden (Donath, Luttenberger und Gräßel 2009; Gräßel, Luttenberger, Trilling und Donath 2010; Jünemann und Gräßel 2004).

Die Überleitung aus dem ambulanten in den stationären Bereich stellt ein weiteres Problemfeld der Demenzversorgung dar. So sind bspw. die Einlieferung in ein Krankenhaus sowie die Vielzahl und der stetige Wechsel, der dort an der Behandlung beteiligten Akteure eine große Herausforderung für viele Menschen mit Demenz. Ohne entsprechende Interventionen reagieren diese häufig ungehalten, verwirrt und mit z. T. verschlimmerter Symptomatik, was den Krankheitsverlauf stark beeinträchtigen kann [AE; APPP; FAE].

Um den dargelegten Problemen entgegenzuwirken, fehlen nach Mißlbeck (2009) Anreize, z. B. für einen bio-psycho-sozialen Versorgungsansatz sowie Modelle, die im ambulanten Bereich umgesetzt werden können.

3.2 Allgemeine Lösungsansätze

Forderung nach spezifischer gerontopsychiatrischer Versorgungsplanung und -steuerung Es besteht ausdrücklich die Forderung nach einer Verbesserung der ambulanten Versorgung von Menschen mit Demenz sowie einer gerontopsychiatrischen Versorgungsplanung und -steuerung. Zusätzlich sollte im Rahmen einer Modernisierung der ärztlichen Versorgung die Entwicklung neuer Diagnostikverfahren, Therapieansätze, Managementstrategien und Koordinationsfunktionen vorangetrieben werden (Bohlken 2007). Hierfür sind strukturierte Versorgungsformen notwendig, die ärztliche, pflegerische und weitergehende Betreuungsangebote besser verzahnen, eine klare Aufgabenverteilung beinhalten und durch Qualitätszirkel ein regelmäßiges Monitoring erfahren (Mißlbeck 2009), [FAP; HAE I; PfE; PsyE]. Die Steuerung eines gestuften, regionalen, flächendeckenden Modells sollte möglichst unabhängig sein, bspw. in Form von Demenznetzwerken oder eines gerontopsychiatrischen Verbundes (Valdes-Stauber, Nißle, Schäfer-Walkmann und von Cranach 2007), [FAP; HAE I]. Zur Sicherung einer nachhaltig bedarfsgerechten medizinischen Versorgung und dem zielgerichteten Initiieren erfolgreicher versorgungspolitischer Interventionen sind Transparenz sowie bedarfs- und ressourcenorientierte Entwicklungen notwendig. Dies kann v.a. dann realisiert werden, wenn alle Leistungserbringer nach ihrer Expertise eingesetzt und Patienten ihrer konkreten Morbidität entsprechend versorgt werden (Wüstenbecker et al. 2011), [FAP, 10].

Aus- und Aufbau gerontopsychiatrischer Schwerpunktpraxen Um eine optimale Demenzversorgung auf institutioneller Ebene zu ermöglichen, wird der Aus- und Aufbau von gerontopsychiatrischen Schwerpunktpraxen und Spezialkliniken, Konsiliar- und Liaisondiensten, Medizinischen Versorgungszentren sowie Delegationsmodellen gefordert (Bohlken 2007; Fendrich et al. 2010; Hewer und Stark 2010; Hirsch 2008; Holle et al. 2009; Trauschke, Werner und Gerlinger 2009), [AE; HAE II]. Hierbei sollten – v. a. für gerontopsychiatrische Spezialkliniken – realisierbare Minimalstandards mit einem individuell erweiterbarem Leistungsspektrum und zugehenden Angeboten entwickelt werden (Buschert 2006), [PsyE]. In Anlehnung an Versorgungsmodelle in den Niederlanden wird hier bspw. die stärkere Einbeziehung von Psychologen in den Versorgungsprozess empfohlen [PsyE].

Eine optimale Demenzversorgung auf behandlungspraktischer Ebene sollte nach Hirsch (2008) eine gesicherte Diagnostik, einen mehrschichtigen Behandlungsplan sowie die Aufklärung von Betroffenen und Angehörigen beinhalten. Aufgeklärt werden sollte dabei bzgl. medizinisch-fachlicher sowie individueller Aspekte über Krankheitsentwicklung, potenzielle Komplikationen und regionale Einrichtungen. Handlungsleitend für den Versorgungsablauf können diagnosespezifische, gut definierte, leitliniengestützte Behandlungspfade sein, in denen Inhalt, Verantwortlichkeit und Ablauf der unterschiedlichen Aufgaben operationalisiert sind [FAE; FAP; HAE II]. Als deren Kernstück wird eine hausarztzentrierte Versorgung diskutiert, die in engem Austausch mit Fachärzten und weiteren Akteuren der Demenzversorgung steht (Hirsch 2008), [AE; HAP; PE]. Um Hausärzte hierfür zu stärken, sind Aus-, Fort- und Weiterbildung – möglichst ebenfalls von Hausärzten geleitet oder auf diese zugeschnitten – erforderlich (Stoppe 2011a; Vollmar et al. 2007), [BSt; PsyE]. Darüber hinaus werden die Vorteile eines Case- oder Betreuungsmanagers diskutiert, dessen Aufgaben die Analyse, Begleitung und Steuerung der therapeutischen Situation und verfügbaren Ressourcen des Erkrankten, die Entwicklung und Koordinierung eines Behandlungsplans sowie die Ermittlung des Unterstützungsbedarfs umfassen. Abhängig von strukturellen und finanziellen Gegebenheiten kann diese Aufgabe von unterschiedlichen Professionen übernommen werden.

Für die Umsetzung einer bestmöglichen Versorgung von Menschen mit Demenz im ambulanten Setting sollte es mehr sowie leichter zugänglich nutz- und finanzierbare Angebote geben [AE]. Vorgeschlagen werden der Ausbau von Physio- und Ergotherapie, niedrigschwelligen, zugehenden bzw. aufsuchenden und bedarfsorientierten Versorgungsangeboten mit festen Bezugspersonen und Zeiten. Durchführbar wäre dies bspw. durch nicht-professionelle Laienhelfer, Tagespflegemöglichkeiten, lokale (Selbsthilfe-)Gruppen sowie Kurzzeitpflegeangebote für Urlaubs- und Krankheitszeiten (von Lützau-Hohlbein 2004; Pick und Fleer 2007), [AE; BSt; FAE; HAP; PfE; PfP]. Um dabei den Anforderungen pflegender Angehöriger gerecht zu werden, sollten zu deren Entlastung spezielle niedrigschwellige Angebote zu Pflegekompetenzen, physischer und zeitlicher Entlastung, sozialer Unterstützung sowie Lernchancen zur Bewältigung der Pflegesituation etabliert werden, da mit diesen ein Großteil der Belastung kompensiert werden kann (Kofahl 2010; Pick und Fleer 2007), [APPP; BSt; PfP]. Werden Angehörige entsprechend geschult und begleitet, kann nach Lauterberg et al. (2007) die ambulante Versorgung sogar dahingehend verbessert werden, dass ein längerer Aufenthalt des Erkrankten zu Hause ermöglicht werden kann. Nach Förstl et al. (2010) müssen auch Unterstützungsprogramme für Angehörige an die individuelle Lebens- und Versorgungssituation angepasst werden. Des Weiteren sollte darauf geachtet werden, dass diese Angebote auch in strukturschwachen Regionen etabliert werden [Bst].

Um Patienten und Angehörigen einen bestmöglichen Umgang mit der Erkrankung und die optimale Nutzung der bestehenden Angebote zu ermöglichen, wird über die ärztliche Aufklärung hinaus eine umfassende Beratung gefordert. Diese sollte zum einen kompetente Information zu medizinischen Aspekten wie Symptomatik, Diagnostik, Ursachen, Krankheitsverlauf sowie medikamentösen und nicht-medikamentösen Interventionsmöglichkeiten und deren Nebenwirkungen enthalten. Zum anderen sollten praktische Informationen bzgl. der Vermittlung von Hilfen, Entlastungs- und Finanzierungsmöglichkeiten, rechtlichen Aspekten, Coping-Strategien, Heimeinweisung und Überforderung gegeben werden (Jansen 2005), [HAE I; PsyE]. Durchgeführt werden könnten Beratungen bspw. in Pflegeberatungsstellen, die an geriatrische Spezialeinrichtungen angegliedert sind, aber auch Pflegestützpunkte nach § 7a SGB XI können sich dafür eignen (Schaeffer und Kuhlmey 2008). Durchführende Akteure könnten Sozialarbeiter oder ambulante (geronto-)psychiatrische Pflegekräfte sein. Da sich durch Hausbesuche ein lebensnaher Einblick in die Situation des Patienten gewinnen lässt, sollte neben lokalen Beratungs- und Betreuungsangeboten vorrangig aufsuchend gearbeitet werden [BSt; PfP; PsyE]. Aufsuchende Angebote bieten darüber hinaus eine gute Möglichkeit, Demenzerkrankungen bei Alleinlebenden schneller zu erkennen. Um diese allgemein besser in

Empfehlungen für eine optimale Demenzversorgung

Notwendigkeit der Etablierung besserer Angebote für eine adäquate ambulante Versorgung

Bessere Unterstützung der Patienten durch umfassendere ärztliche Beratung

den Versorgungsablauf zu integrieren, wird ein besseres Management für Alleinlebende sowie der Ausbau von altersgerechten Wohn- und Lebensformen gefordert (Fischer et al. 2011; Froelich et al. 2009; Hirsch 2008), [PE]. Eine Quartiersunterstützung mit einer zentralen Anlaufstelle in der unmittelbaren Lebensumgebung könnte ebenfalls dazu beitragen, dass Menschen mit Demenz in ihrer Umgebung bewusster und selbstverständlicher wahrgenommen werden sowie ihrer Situation besser entsprochen wird [BSt; PfE].

Unabhängig von der konkreten Ausgestaltung und Verortung der Versorgung von Menschen mit Demenz wird gefordert, Betroffene und ggf. Angehörige weitestgehend in Planungen und Entscheidungen mit einzubeziehen, sie respektvoll zu behandeln und in ihrer Identität zu schützen (Hirsch 2008; Kurz et al. 2008b), [AE; APPP].

Forderungen für eine passgenaue Versorgung

Da eine flächendeckende, passgenauere Versorgung nur mit einer Flexibilisierung der Leistungsinanspruchnahme möglich ist, wird des Weiteren eine grundlegende Veränderung der Finanzierungssystematik gefordert. Möglichkeiten hierzu können Modelle einer freien, flexiblen Budgetierung liefern. So kann in der Pflegesituation individuell agiert und reagiert werden, bspw. durch den Zukauf von Leistungen, um ein passgenaues Angebot zusammenstellen zu können. Eine Fallberatung/ein Case Management könnte zur eigenverantwortlichen Leistungszusammenstellung beraten, diese begleiten und überwachen, um ggf. Missbrauch entgegen zu wirken [AE; APPP; HAE II; PfP]. Auch diese Aufgabe könnte von unterschiedlichen Berufsgruppen übernommen werden, bspw. von professionell Pflegenden, Beratungsstellen, Pflegezentren oder Sozialarbeitern [AE; APPP; PfE].

Integrierte Versorgungskonzepte

Da nach § 43 SGB XI auch in der Versorgung von Menschen mit Demenz dem Grundsatz »ambulant vor stationär« so lange wie möglich entsprochen werden sollte, kann die Integrierte Versorgung hier ein zukunftsweisendes Konzept sein (Hirsch 2008; HAE I, 12). Ein integriertes Arbeiten erfordert jedoch die Teilnahme der unterschiedlichen Akteure der Demenzversorgung wie Hausarzt, Facharzt, Pflegedienst, Sozialdienst, SpDi oder Laienhelfern. Diese gilt es zu stärken und auszubauen. Als weitere Eckpfeiler eines solchen IV-Modells werden ein »schlankes« Steuerungssystem, eine Bezugspflegekraft für jeden Patienten sowie klar definierte Strukturen vorgeschlagen. Diese Möglichkeiten können einen interdisziplinären Austausch gewährleisten [APPP; FAP; HAE I; HAP]. Des Weiteren sollten finanzielle Anreize für die ambulante Integrierte Versorgung gesetzt werden, bspw. im Rahmen der Vergütung für Demenzsprechstunden und Betreuungsangebote oder für die Vermeidung von stationären Aufenthalten [HAE II; HAP; PfP].

3.3 Probleme im Bereich der Diagnostik

Bei vielen Menschen wird eine Demenz zu spät oder gar nicht erkannt

Eine Ursache der bereits beschriebenen Unter- und Fehlversorgung von Menschen mit Demenz lässt sich darauf zurückführen, dass die Krankheit häufig nicht oder zu spät erkannt wird. So konstatieren bspw. Stoppe et al. (2004; 2011a), Hentschel et al. (2004) sowie Riepe/Gaudig (2010), dass die klinische Diagnose von Demenzen im Frühstadium häufig gar nicht, falsch oder zu spät erfolgt. Niedergelassene Hausärzte behandeln dem Robert Koch Institut (RKI 2005) zufolge über 90 % der Erkrankten, erkennen jedoch bei 40–60 % der Betroffenen eine Demenz nicht. Bestätigungen für eine unzulängliche oder fehlende Diagnostik finden sich auch in den geführten Interviews [FAE; HAE I; HAP; PE]. Dabei besteht v.a. für alleinlebende und in strukturschwachen ländlichen Regionen lebende Personen ein erhöhtes Risiko, dass eine Demenz nicht (frühzeitig) diagnostiziert wird (Pentzek et al. 2009; Wüstenbecker et al. 2011), [BSt; HAP]. Als eine Ursache für die mangelhafte Diagnostik wird das Fehlen einheitlicher Richtlinien und verbindlicher Standards angesehen. Dies ist bspw. in den unterschiedlichen Auslegungen zur diagnostischen Evidenz in den nationalen Leitlinien der DGPPN und der DEGAM nachzulesen (DEGAM 2008; DGPPN 2009), [HAE I; HAP; PfE]. Literatur und Experteninterviews weisen darüber hinaus auf unzureichendes Wissen und mangelhafte diagnostische Kompetenzen bei Ärzten hin (Donath et al. 2010; Hirsch 2008; Maeck, Haak, Knoblauch und Stoppe 2008; Stoppe et al. 2004), [AE; FAE; HAE I; HAE II; HAP]. Nach Stoppe et al. (2007) unterscheiden sich Haus- und Fachärzte bzgl. ihrer zu bemängelnden frühdiagnostischen Aufmerksamkeit für Demenzen kaum. Eine Vermittlung von Fort- und Weiterbildungen sei jedoch häufig, z. B. aufgrund des eingeschränkten Interesses zum Krankheitsbild, schwer (Maeck et al. 2007), [BSt; HAP]. Weiterführende diagnostische Testungen sind gemäß der Beschreibung in den Leitlinien fachärztliche Aufgabe, werden jedoch dort sowie in Spezialkliniken nur selten in Anspruch genommen (Eschweiler et al. 2010; Gutzmann und Haupt 2009), [APPP].

Niedrige Erkennungsraten, insbesondere bei leichten Erkrankungen, werden ebenfalls von Gutzmann und Haupt (2009) dargelegt. Diese werden darauf zurückgeführt, dass psychiatrische Störungen bei älteren Menschen sowie die relevanten Leitlinien vielen Hausärzten häufig nicht bekannt sind und gerontopsychiatrische Syndrome nicht regelhaft als behandlungsbedürftige Erkrankungen angesehen werden (Sandholzer, Breull und Fischer 1999), [HAE I; PsyE]. Der Mangel an Krankheitswissen zeigt sich, so die Interviewten, dabei in einem beschwichtigenden, bagatellisierenden Umgang mit Symptomen [BSt; FAE; PE], Stigmatisierung sowie geringem Interesse am Thema Demenz [APPP; BSt; FAE; FAP; HAE I; HAP; PfE; PsyE]. Als weitere Barriere für eine frühzeitige und professionelle Diagnose durch den behandelnden Hausarzt wird der Mangel an ursächlichen Therapieoptionen für dementielle Erkrankungen angeführt, der bisweilen zu Zweifeln an deren Sinnhaftigkeit führt (Donath et al. 2010; Stoppe 2011a), [AE; BSt; HAE I; HAE II; PsyE]. Des Weiteren werden die enge Beziehung des Hausarztes zum Patienten und der Anspruch, diesen (gut) zu kennen, als mögliche Hürden einer rechtzeitigen Demenzdiagnostik angeführt. Hintergrund ist eine mögliche Angst und Befangenheit, den Patienten nicht zu verletzen und ihn vor potenziellen negativen Auswirkungen einer Diagnosestellung zu schützen, da im Allgemeinen ein eher negativer Umgang mit der Diagnose Demenz zu beobachten ist [AE; FAE; HAE I; PfE; PsyE]. Unmittelbar mit der Demenzdiagnostik verknüpft ist von ärztlicher Seite auch eine »Scheu« vor Aufklärung, die aus ethischen und lebenspraktischen Gründen jedoch auf eine positive Diagnose folgen muss bzw. sollte [PsyE].

Der diagnostische Prozess wird häufig auch aus Patientensicht als problematisch erlebt. So kann die Durchführung einer Demenzdiagnostik für viele Patienten angstbehaftet sein und als überfordernd und belastend wahrgenommen werden [HAE II; PE]. Bisweilen werden dabei Patientenbedürfnisse, bspw. ein Redebedarf über die Diagnose und damit zusammenhängende Ängste, nicht berücksichtigt und es fehlt an respektvollem Umgang mit den Betroffenen, was sich u. a. in einem Mangel an Einfühlungsvermögen bei Ärzten bzw. der MFA zeigt [HAE II; PfE; PE; PsyE].

Gründe für niedrige Erkennungsraten von Menschen mit Demenz

Überforderung der Patienten

3.4 Lösungsansätze im Bereich der Diagnostik

Allgemein besteht die Forderung nach standardisierten diagnostischen Verfahren, die verpflichtend einzusetzen sind. Sowohl Literatur als auch die interviewten Experten weisen dabei auf die Kostenersparnis und hohen Bedeutung von einer frühen und exakten Demenzdiagnostik hin. Diese ist besonders wichtig für die Planung des Weiteren, möglicherweise die Progredienz verzögernden Behandlungsverlaufs, eine entsprechende Medikamenteneinstellung sowie die Klärung rechtlicher und lebenspraktischer Fragen (Hasselbalch et al. 2007; Hentschel et al. 2004; Stoppe et al. 2007), [BSt; HAP; PfE]. Ziel einer Demenzdiagnostik sollte dabei nach Hirsch (2008) eine möglichst sorgfältige Untersuchung anhand eines mehrdimensionalen Assessments inklusive der Unterscheidung zwischen primärer und sekundärer Demenz sein. Er definiert diese als eine »Suchdiagnose« seitens des Arztes, der u. a. die Angaben von Angehörigen als Verdachtsmomente nutzen sollte. Zur Verbesserung der Frühdiagnostik kommt damit dem Hausarzt als »Frühdetektor« die Aufgabe des sorgsamen Achtens auf Demenzsymptome und Verdachtsmomente zu. Er sollte sein Vertrauensverhältnis zum Patienten nutzen, da dieses eine wichtige Voraussetzung ist, um erste Veränderungen feststellen und das Thema Demenz thematisieren zu können (Pentzek et al. 2009), [AE; FAE; FAP]. Um der möglichen Befangenheit des Hausarztes Rechnung zu tragen, wird die Möglichkeit der Entkopplung von (Früh-)Erkennung und Aufklärung diskutiert, bei welcher

Hausarzt als »Frühdetektor«

der Hausarzt eine abwartende, offene Haltung einnimmt und das mögliche Vorhandensein einer Demenz »mitdenken« bzw. beobachten könnte [FAE; PE; PsyE]. Eine weitere Aufklärung bzw. Beratung im positiven Befundfall könnte dann – wenn versorgungsrechtlich möglich – delegiert werden, z. B. an einen kooperierenden Psychologen [PsyE].

Als wichtigen Aspekt zur Optimierung der ambulanten Versorgung von Menschen mit Demenz werden sowohl in der Literatur als auch in den Experteninterviews Fortbildungen von Haus- und Fachärzten diskutiert, im Zuge derer u. a. die Bedeutung einer frühen Diagnostik vermittelt werden sollte (Bohlken 2008; Hasselbalch et al. 2007; Stoppe et al. 2007), [HAE II; HAP; PsyE].

Leitliniengerechte Screening-Instrumente und geriatrisches Assessment

Hinsichtlich des Einsatzes von Screening-Instrumenten werden unterschiedliche Optionen diskutiert. Ein Standpunkt ist, bei bestehendem Demenzverdacht die in den Leitlinien empfohlenen Instrumente einzusetzen (DEGAM 2008; DGPPN 2009; Eschweiler et al. 2010). Diese Instrumente werden jedoch bzgl. ihrer Sensitivität, ihrer Validität, ihres späten Einsatzzeitpunktes, des Ausblendens der Multimorbidität sowie der Unannehmlichkeiten in der Durchführung für Arzt und Patient kritisiert (Froelich et al. 2009), [AE; FAP; HAE I, PsyE]. Lüttje et al. (2011) empfehlen daher zur Ergänzung der Patientenuntersuchung das geriatrische Assessment, welches der Multimorbidität vieler Demenzpatienten Rechnung trägt und eher die Wahrnehmung und Behandlung funktioneller Einschränkungen sowie eingeschränkter Fähigkeiten und Partizipation am alltäglichen Leben fokussiert.

Überweisung an einen Facharzt sowie ggf. eine Spezialklinik

Bei Verdachtsbestätigung bzw. positiver Demenzdiagnose empfehlen Literatur und Interviewpartner die Überweisung an einen Facharzt sowie eine intensive und verpflichtende neuro-psychiatrische Diagnostik [AE; APPP; FAE; FAP; HAE II; PfE]. Nach Abklärung der Diagnose und ggf. Planung der nächsten Behandlungsschritte sollte eine Rücküberweisung an den Hausarzt erfolgen. Um diesen zu entlasten und auf die Bedürfnisse älterer Menschen einzugehen, wird darüber hinaus eine aufsuchende Diagnostik empfohlen. Dieses Konzept wurde insbesondere für herausforderndes Verhalten konzipiert und könnte z. B. von Psychologen oder Krankenschwestern, in konsiliarischer Betreuung oder mit Unterstützung des Hausarztes, in einer Memory-Klinik, einer Gedächtnisambulanz oder der Psychiatrie durchgeführt werden (Drach 2007; Reuster et al. 2008), [HAE II; PsyE]. Eine begleitende Vorstellung beim Facharzt ist in größeren Abständen oder bei Krankheitsverschlechterung in Erwägung zu ziehen (DEGAM 2008), [FAP]. Bei schwierigen differenzialdiagnostischen Überlegungen ist eine strukturierte Demenzdiagnostik in eigens dafür ausgebildeten und ausgestatteten Schwerpunktzentren indiziert. In regelmäßigen Abständen sollte eine Zusammenstellung aller Befunde erfolgen (Bohlken 2008; Trauschke et al. 2009), [FAP; HAP].

3.5 Probleme im Bereich der (ambulanten) Behandlung

Lücke zwischen praktisch-ärztlichem Handeln und evidenzbasiertem Wissen

Es besteht eine Lücke zwischen dem praktischen Handeln bei Haus- und Fachärzten und evidenzbasierten Wissen, wodurch die Behandlungsrealität hinter dem SOLL-Zustand der Leitlinien zurück liegt (Maier und Jessen 2010; Stoppe et al. 2004), [HAE I; HAE II]. Therapiemaßnahmen und Hilfen erfolgen oft nicht oder zu spät und es besteht eine hohe Unsicherheit im Umgang mit ihnen (Riepe und Gaudig 2010; Stoppe et al. 2004), [PfP; PsyE]. Als ein ursächliches Problem für diese defizitäre Versorgungssituation wird angegeben, dass trotz steigender Lebenserwartung bisher keine ursächlichen sowie dauerhaft effektiven Präventions- und Therapieansätze entwickelt wurden (Deutsche Alzheimer Gesellschaft 2008; Kruse 2011; Stoppe 2011b), [AE; FAE; FAP; HAE II; PfP]. Auch im Frühstadium einer Demenz gibt es keine medikamentöse Therapie, um die Symptomatik oder den Verlauf von Mild Cognitive Impairment (MCI) positiv zu beeinflussen (Kurz et al. 2009). Zudem kann die Wirksamkeit vieler verschriebener Medikamente nicht eindeutig belegt werden, wodurch die Sinnhaftigkeit von deren Einsatz kritisch diskutiert wird (DGPPN 2006), [FAE; FAP; HAE II; PE; PsyE]. Behandlungen, deren Wirkung hinsichtlich einer Verlangsamung der Progredienz belegt ist, werden sowohl unzureichend genutzt als auch in ihrem Effekt unterschätzt und sehr kritisch betrachtet (Mißlbeck 2009; Stoppe 2011a), [BSt; FAE]. Darüber hinaus mangelt es bei der Behandlung von Menschen mit Demenz häufig an Kriterien, die einen Therapieabbruch rechtfertigen würden. Dies führt dazu, dass bei eingeschränkten Ressourcen eher zu wenige Behandlungen initiiert und damit den Patienten vorenthalten werden, obgleich diese den Krankheitsverlauf positiv beeinflussen könnten (Jessen und Maier 2007). Schencking und Keyser (2007) weisen in diesem Zusammenhang auch auf eine hohe medikamentöse (Über-) Versorgung im niedergelassenen Bereich hin. Den Interviewpartnern zu Folge werden dort häufig falsche oder falsch-dosierte Medikamentengaben mit bisweilen starken Nebenwirkungen verschrieben, wodurch die Gesamtversorgung negativ beeinflusst wird [APPP; BSt; FAE; FAP; PsyE]. Ein weiteres Problem stellt auch hier die Multimorbidität dar, aufgrund welcher die allgemeine Behandlungsstrategie oft nicht primär auf die Demenz ausgerichtet ist und ohnehin ein hoher Medikamentengebrauch vorliegt [AE; PfE; PsyE].

Nicht-medikamentöse Behandlungsangebote (siehe Modul I4), wie z. B. künstlerisch-kreative Therapien, Validation, Physio- und Ergotherapie oder multisensorische Verfahren, sind behandelnden Akteuren oft nicht bekannt, werden selten genutzt und sind häufig schlecht aufeinander abgestimmt (DGPPN 2006; Hirsch 2001; Hirsch 2010), [FAE]. Dies wird u. a. darauf zurückgeführt, dass die Evidenzlage für psychosoziale Verfahren deutlich schlechter ist als für medikamentöse Verfahren, deren Erforschung problematischer ist und einer umfassenderen finanziellen Unterstützung bedarf (Haupt und Wielink 2006; Hirsch 2001; Hüll und Wernher 2010; Kunzmann et al. 2005; Romero 2004), [HAE II; HAP; PsyE]. Es ist anzunehmen, dass die seltene Berücksichtigung nicht-medikamentöser Behandlungsoptionen auch aus einer Skepsis bzgl. deren Wirksamkeit resultiert (Hirsch 2001; Oswald, Hagen und Rupprecht 2001), [FAE]. Kratz (2007) und Mißlbeck (2009) bemängeln diese unzureichende Nutzung von nicht-medizinischen Interventionen bei Menschen mit Demenz, obwohl diese hilfreich wären. Weiterhin wird auf die geringe Verfügbarkeit niedrigschwelliger Unterstützungsangebote hingewiesen sowie darauf, dass deren Verordnung bzw. das Bewirken einer Verordnung z.T. mit erheblichem Aufwand verbunden ist und sie oft nur im stationären Setting verfügbar sind (Georges et al. 2008; Gräßel et al. 2010; Hirsch 2008), [HAE; PE; PfE]. Ob die duale Finanzierung und Budgetrestriktionen in diesem Zusammenhang ursächlich für die zurückhaltende Vermittlung sind, wird unterschiedlich diskutiert (Grass-Kapanke, Kunczik und Gutzmann 2008; Schencking und Keyser 2007), [FAE; HAE I; PE].

Weiterhin wird – insbesondere von den Interviewten – kritisiert, dass die Behandlung von Menschen mit Demenz nicht spezifisch an den Wünschen und Bedürfnissen der Betroffenen ausgerichtet sei, ein systematischer Einbezug der Angehörigen fehle und den Akteuren zu wenig (abrechenbare) Zeit für die einzelnen Patienten zur Verfügung stehe [FAE; HAE I; PfE].

Nicht-medikamentöse Behandlungsangebote

3.6 Lösungsansätze im Bereich der (ambulanten) Behandlung

Maier/Jessen (2010) plädieren dafür, dass der hohen Verbindlichkeit, welche die S3-Leitlinie Demenz der DGPPN beansprucht, in der Versorgungspraxis entsprochen und diese flächendeckend angewendet wird. Sie sprechen sich für eine Definition von Therapieerfolg gemessen an patientenspezifischen Parametern aus. Nur so besteht für den Behandelnden die Möglichkeit, die Indikation einer Therapie festzustellen, diese zu initiieren und bei Nicht-Anschlagen wieder zu beenden (Jessen und Maier 2007). Ebenso können erkennbare Wirksamkeitsindikatoren die Therapiewahl erleichtern [FAE]. Da es bis dato keine heilende Behandlung für Demenzerkrankungen gibt, sollte der Fokus auf die Begleitung, Unterstützung, Stabilisierung und Entwicklungsverzögerung der Erkrankung gelegt werden (Kaduszkiewicz und van den Bussche 2005), [AE; BSt; HAP]. Die Priorisierung der primären Behandlungsstrategie sollte dabei durch einen Hausarzt – nach Möglichkeit mit gerontopsychiatrischer Zusatzqualifikation – oder in Absprache mit einem Facharzt erfolgen. Medizinische Erfordernisse sollten dabei ebenso berücksichtigt werden wie die Wünsche des Betroffenen und seiner Angehörigen (Arlt, Lindner, Rösler und von Renteln-Kruse 2008; von Lützau-Hohlbein 2004), [AE; APPP; BSt;

Forderung verbindlicher Behandlungsleitlinien

HAE I; PfE]. Bei der Behandlungsplanung multimorbider Patienten sollte – im Rahmen einer partizipativen Entscheidungsfindung – die Festlegung von Therapiepriorität und -zielen erfolgen, die Belastung des Patienten abgeklärt sowie eine Einschätzung der Compliance vorgenommen werden (Schaeffer und Kuhlmey 2008). Dem Hausarzt sollte nach Diagnosesicherung – unter fachärztlicher Mitbetreuung – die Verantwortung für den weiteren Versorgungsverlauf obliegen (Bohlken 2008; Schencking und Keyser 2007), [BSt; HAP].

Ziel der Versorgung: Erhalt der Lebensqualität

Um einen optimalen Versorgungsverlauf aufzeigen zu können, muss dieser vorab definiert werden. Es sollte gewährleistet sein, dass Menschen mit Demenz in jeder Krankheitsphase die Unterstützung und Behandlung zukommt, die sie benötigen, um ihre Selbstständigkeit so weit wie möglich zu erhalten (Reuster et al. 2008) AE; BSt; HAE I]. Für Kunzmann et al. (2005) und Kruse (2011) ist die (Erhaltung der) Lebensqualität ein entscheidendes Konzept bzw. Ziel in der Versorgung von Menschen mit Demenz. Dafür sind v.a. detaillierte Kenntnisse über Lebensumstände, Beurteilungen und Gefühle der Betroffenen notwendige Voraussetzung für die Behandlungsplanung. Für Hentschel et al. (2004) wiederum ist eine frühe und indikationsspezifische Medikation sowie die Verzögerung der institutionsübergreifenden Pflege ein übergeordnetes Versorgungsziel. Romero (2004) weist darauf hin, dass in der Behandlung von Menschen mit Demenz nicht nur einzelne Funktionsstörungen berücksichtigt werden sollten, sondern die gesamten intra- und interpersonellen Systeme, die durch die Krankheitsfolgen destabilisiert sind und sich im Krankheitsverlauf immer wieder neu organisieren. Für Hirsch (2008) ist daher die Erstellung eines multimodalen, zielorientierten Behandlungs- und Pflegeplans mit qualitätsorientierten und effizienten Angeboten entscheidend, der stetig dem Krankheitsverlauf angepasst wird. In diesem Zusammenhang wird mehrfach darauf hingewiesen, dass die Versorgung dabei immer auf unterschiedlichen Ebenen, d. h. nichtmedikamentöse Therapieformen in Kombination mit medikamentösen, erfolgen sollte (Hirsch 2008; Reuster et al. 2008), [HAE II]. Bei medikamentösen Interventionen sollte darauf geachtet werden, dass diese nebenwirksamkeitsarm mit evidenzbasierten Antidementiva (Bohlken 2007) sowie in enger Abstimmung mit den Angehörigen, die über die Alltagstauglichkeit der Medikamente berichten können, erfolgt [BSt; FAE; PsyE].

Positive Auswirkungen nicht-medikamentöser Interventionen

Entgegen dem Zweifel an der Wirkung nicht-medikamentöser Interventionen führen Oswald et al. (2001) an, dass v. a. diese bewirken können, dass sich der Erkrankte angenommen und ausgeglichen fühlt. Auch ermöglichen sie das Üben von alltagsrelevanten Handlungen, wodurch pflegende Bezugspersonen Verbesserungen bei der Alltagsbewältigung und somit eine Verringerung der Belastung empfinden. Bei leichten Demenzen wurden positive Wirkungen auf den Wissensbestand durch computergestützte Trainingsmaßnahmen mit Schwerpunkt auf alltagsbezogene Informationen nachgewiesen (Haupt und Wielink 2006). Da so eine Verzögerung des Krankheitsverlaufs bewirkt werden könnte, wird ein frühzeitiger Einsatz eines geeigneten (Trainings-)Programms empfohlen (Oswald et al. 2001). Zu positiven Wirkungen nicht-medikamentöser Interventionen weisen Kurz et al. (2009) darauf hin, dass Patienten mit MCI von einem vielfältigen kognitiven Rehabilitationsprogramm bzgl. der Aktivitäten ihres täglichen Lebens, ihrer Stimmung und ihrer Gedächtnisleistung profitieren. In Anlehnung an Gutzmann (2005) spricht sich Hirsch (2008) für einen multimodalen Therapieansatz aus Ergo-, Sozio- und körperorientierter Therapie sowie aktivierenden Pflegemaßnahmen aus. Ebenso wird auf den hohen Nutzen von psychotherapeutischen Interventionen bei Patienten sowie deren Angehörigen hingewiesen. Darüber hinaus wird gefordert, dass Psychologen mehr kognitive, demenzspezifische Angebote unterbreiten (Haupt und Wielink 2006; Hirsch 2010), [PsyE]. In diesem Zusammenhang wird die Validation empfohlen, was den Zugriff auf biografische Informationen erleichtert und dem Betroffenen Würde und Respekt vermitteln kann (Neal und Barton Wright 2003), [PfE]. Darüber hinaus kann der Verlauf einer Demenzerkrankung durch gute vor- und nachbereitete Klinikaufenthalte, Besuche von vertrauten (professionellen) Kontaktpersonen und deren Austausch mit dem Klinikpersonal nachweislich positiv beeinflusst werden (Hirsch 2008).

Angebote für Angehörige

Für ein verstärktes Angebot an angehörigenspezifischen Angeboten führt Dietl et al. (2010) an, dass sich durch spezielle Interventionen und ambulante Hilfsangebote die Depressionsrate verringert, Kosten eingespart und die Lebensqualität von Angehörigen erhöht werden können. Auch Pinquart und Sorensen (2006) berichten von einer Symptomreduktion bei pflegenden Angehörigen, z. B. durch Pflegekurse. Donath et al. (2010) führt darüber hinaus positive Effekte von Beratung und Unterstützungsgruppen für Angehörige an, bspw. in Bezug auf eine

Stressminderung und ein längeres Verbleiben des Betroffenen in der Familie. Die konkrete Ausgestaltung bzw. Inanspruchnahme der Angebote muss auch hier individuell an die jeweilige Situation angepasst werden (Förstl et al. 2010).

3.7 Probleme im Bereich der Kooperation

Obgleich 20–40 % der Kosten des Gesundheitswesens durch Kommunikation und Datenerfassung verursacht werden – was ein gutes Schnittstellenmanagement erwarten lässt–, weisen Literatur und Interviewerhebung einstimmig auf eine unzureichende Kommunikation und Koordination in der Versorgung von Menschen mit Demenz hin (Hirsch 2008; Maier und Jessen 2010; Schicker 2008), [AE; APPP; BSt; FAP; HAE I; HAE II; PfE; PfP; PsyE]. Neben dem Verbesserungspotenzial von Kommunikations- und Dokumentationsprozessen besteht ein steigender Bedarf an Kooperation, vernetzter Arbeitsteilung und Koordination in den Bereichen Prävention, Diagnostik, Behandlung, Rehabilitation und Pflege (Hirsch 2008; Schicker 2008). Probleme können hierbei an verschiedenen Schnittstellen entstehen, bspw. bzgl. Absprachen und Informationsweiterleitung [AE; BSt; FAE; FAP; HAE II; PE], in der Triade Patient-Arzt-Angehöriger (PsyE, 20), zwischen Laienhelferin und weiteren Anbietern (HAP, 30) oder mit anderen niedergelassenen Therapeuten [HAE I].

Unzureichende Kommunikation und Koordination in der Versorgung

Als Hauptursache von Kooperations- und Koordinationsdefiziten wird das sektorisierte Gesundheitssystem gesehen, in dem schwer durchschaubare Kooperationsgeflechte parallel zu Versorgungsstrukturen bestehen. So ist ein Austausch zwischen Haus- und Fachärzten sowie weiteren Akteuren der Demenzversorgung kaum umsetzbar (Hirsch 2008; Maier und Jessen 2010), [BSt; FAE; HAE I; HAE II; PE]. Die duale Finanzierung von Pflege- und Krankengeld, unterschiedliche Interessen der Leistungsträger und Leistungserbringer, verschiedene Zugangswege zur Problematik sowie die Einstellung zu den unterschiedlichen Behandlungsoptionen tragen ebenfalls zur Problematik bei (Hirsch 2008), [FAE, 78; HAE II, 8]. In den geführten Interviews wurde u. a. ergänzt, dass die Akteure nicht gelernt haben, zu kooperieren, einen eingeschränkten Blick auf das eigene Tätigkeitsfeld haben und nur über begrenzte zeitliche Ressourcen verfügen, was eine stärkere Zusammenarbeit zusätzlich erschwert [AE; HAE I; HAE II; PfP]. Des Weiteren wird angemerkt, dass der Grad an Kooperation und Koordination in der ambulanten Demenzversorgung scheinbar stark von dem Engagement, der Motivation, den kommunikativen Fähigkeiten sowie weiteren persönlichen Faktoren des jeweiligen Akteurs abhängt [AE; HAE I; HAE II]. Die Tatsache, dass Vernetzungsarbeit unterfinanziert ist bzw. vorwiegend privatwirtschaftlich sowie ehrenamtlich betrieben und selten explizit vergütet wird, behindert, dass sich dieser Problemlage vermehrt angenommen wird (Ungewitter et al. 2011), [FAE; HAE I].

Hauptursache von Kooperations- und Koordinationsdefiziten

Der Mangel an Kooperation und Koordination wirkt sich ungünstig auf den Krankheitsverlauf aus und ist finanziell nicht tragbar, da er in einer Fehl-, Unter- und Überversorgung von Menschen mit Demenz resultieren kann. Von daher besteht in diesem Bereich ein sehr dringlicher Handlungsbedarf.

3.8 Lösungsansätze im Bereich der Kooperation

Sowohl in der Literatur als auch bei den interviewten Experten wird in einer verbesserten Verzahnung von ärztlichen, pflegerischen und weitergehenden Betreuungsangeboten eine große Chance für die Versorgung von Menschen mit Demenz gesehen (Hasselbalch et al. 2007; Hirsch 2008; Melchinger und Machleidt 2005; Mißlbeck 2009), [HAE I; HAE II]. Ein reibungsloses Schnittstellenmanagement ist bei diesem Krankheitsbild von besonders hoher Bedeutung, da Betroffene aufgrund von Multimorbidität häufig unterschiedliche medizinische

Schnittstellenmanagement

Dienste benötigen. Diese müssen langfristig angelegt und gut aufeinander abgestimmt sein. Des Weiteren sollten sie flexibel auf Veränderungen reagieren können, um einen effektiven, effizienten und bedarfsorientierten Versorgungsablauf zu gewährleisten (Schaeffer und Kuhlmey 2008).

Interdisziplinäre Zusammenarbeit

Vorgeschlagen wird hierfür bspw. eine interdisziplinäre Zusammenarbeit von Hausärzten, (geronto-)psychiatrischen Spezialisten und Fachkräften aus dem sozialen und psychologischen Feld der Demenzbetreuung. In einem solchen Rahmen sollte u. a. stärker auf die Bedürfnisse der betreuenden Hausärzte eingegangen werden, bspw. in Form eines Arztbriefes mit Informationen zur Diagnose und zu Behandlungsmöglichkeiten (Holle et al. 2009; Mißlbeck 2009), [APPP; FAP; HAP]. Melchinger (2008) sieht in einer systematischen Kooperation zwischen Nervenärzten, Psychiatrischen Institutsambulanzen (PIAS), Medizinischen Versorgungszentren (MVZ) und sozialpsychiatrischen Diensten (SpDi) große Chancen für die Verbesserung der (regionalen) Versorgungsqualität. Dabei sind öffentliche Gesundheitsverwaltungen als Leistungs- und Kostenträger gefordert, gemeinsam mit den Akteuren Konzepte für eine verbesserte wechselseitige Kooperation zu entwickeln, um fachliche Synergieeffekte auszuschöpfen.

Notwendigkeit enger Kooperation aller Akteure

Mehrfach wird auf die ambulante hausärztliche Versorgung unter Einbeziehung fachärztlicher Kompetenz – im Sinne einer Verbindung haus- und fachärztlicher Ressourcen – als wichtig und zielführend hingewiesen (Schicker 2008; Stoppe et al. 2004), [AE; HAP; PE]. Hirsch (2008) sieht ebenfalls den Hausarzt im Zentrum der Versorgung, dessen Aufgabe es ist, mit Fachärzten, ambulanter Pflege, Therapeuten, rechtlichen Betreuern oder Vorsorgebevollmächtigten sowie Angehörigengruppen in Kooperationen zu stehen. Schicker (2008) sieht eine optimale medizinische Versorgung durch integrierte Versorgungsstrukturen gewährleistet, in welcher der Hausarzt die Funktion eines Lotsen übernimmt. Aufgrund des hohen Einflusses von persönlichen Faktoren sollte nach Angaben der interviewten Experten bei der Übernahme einer Lotsenfunktion durch den Hausarzt auch dessen Einstellung und Motivation berücksichtigt werden. Positiv beeinflusst werden könnte diese z. B. durch Fortbildungen zum Verständnis der eigenen Rolle in der Demenzversorgung sowie zur Relevanz und einem unvoreingenommenen Umgang mit der Thematik [HAE I; HAE II]. Ein Großteil der Menschen mit Demenz bzw. ihrer Angehörigen sucht zunächst den Hausarzt auf, zumeist aufgrund der oft langjährigen Beziehung zu diesem. Deshalb werden Hausärzte in diesem Behandlungspfad insbesondere im Rahmen einer ersten Diagnostik (Modul A1) als wichtige Lotsen explizit berücksichtigt (Schicker 2008), [PfP; PfE]. Darüber hinaus spielen sie eine wichtige Rolle in der Weiterbehandlung der Patienten, die stets nach Absprache mit dem Facharzt erfolgen sollte (Modul I3). Des Weiteren ist im Modul KQ2 (Konsiliartätigkeit) ein fester Kontakt zwischen Haus- und Facharzt geregelt, um die häufiger berichtete Schnittstellenproblematik zwischen den beiden Professionen zu reduzieren.

Neben der Lotsenfunktion des Hausarztes wird der Einsatz von Patientenlotsen, Disease Managern, Pflegeberatern oder Case-Managern diskutiert, um den Versorgungprozess eines Menschen mit Demenz zu koordinieren [AE; HAE II]. Eine solche Funktion könnte bspw. von Gesundheitszentren, Beratungsstellen, Pflegestützpunkten, weitergebildeten Pflegenden oder Sozialarbeitern übernommen werden (Kaduszkiewicz und van den Bussche 2005), [AE; APPP; PfE]. Solche – nach Möglichkeit zugehenden bzw. aufsuchenden – Akteure sollten zum einen optimal koordinieren, organisieren, steuern, vermitteln, (auch bzgl. finanzieller Fragen) beraten und unterstützen können, und zum anderen in die Versorgungsstruktur integriert, bekannt und (regional) erreichbar sein. Nach Schaeffer und Kuhlmey (2008) könnten Pflegestützpunkte eine Lösung für die zersplitterte Struktur im ambulanten Sektor sein. Neben beschriebenen Pflegeberatern/-begleitern sollten diese patienten- und systembezogene Angebote bereitstellen sowie wohnortnah, unabhängig und neutral sein. Pflegestützpunkte könnten mittelfristig zu pflegerischen Versorgungszentren ausgebaut werden und komplementäre Dienste anschließen. Jedoch sollte darauf geachtet werden, diese in bestehende Strukturen zu integrieren, um keine additiven Strukturen zu schaffen. Zur Unterstützung von Angehörigen und professionell Pflegenden werden zudem Laienhelfer als allgemeines niedrigschwelliges Betreuungsangebot vorgeschlagen [HAP; PfE].

Auf der operativen Ebene könnten regelmäßige multidisziplinäre und institutionsübergreifende Treffen, Tagungen, gemeinsame Schulungen, das Erarbeiten von Konzepten in Arbeitsgruppen und regelmäßige Qualitätszirkel zur Verbesserung der Kooperation beitragen [APPP; BSt; PfP; PsyE]. Zentral sei hierbei, dass häufigere und bessere Absprachen zwischen den Akteuren getätigt werden müssten [APPP; FAP; HAP], Informationen, bspw. über bestehende Angebote, aktiv an Ärzte herangetragen werden [BSt; FAE; PE; PfE] und sich die konkrete Ausgestaltung der Kooperation an den Bedürfnissen des Patienten sowie den regionalen Gegebenheiten orientieren sollten (Hirsch 2008), [AE; BSt; FAP; PE; PfP]. Dabei sollten alle Angebote und Leistungserbringer im System ihrer Expertise entsprechend eingesetzt werden [APPP; FAP; HAP]. Als Best-Practice-Beispiel wird auf Konzepte in Großbritannien hingewiesen, in denen sich bspw. ein ganzes Team z. T. in der häuslichen Umgebung um Menschen mit Demenz kümmert [AE; HAE II].

4 Der Aufbau des Behandlungspfades und der Module

Um dem komplexen und variablen Verlauf dementieller Erkrankungen gerecht zu werden, basiert der Behandlungspfad auf einzelnen Modulen. Diese können nach dem aktuellen Zustand eines Patienten ausgewählt und zu einem persönlichen Behandlungsplan kombiniert werden. Aufgrund begrenzter Heilungsmöglichkeiten ist hierbei die Verbesserung der Lebensqualität von Menschen mit Demenz ein zentrales Ziel.

Die Behandlungsmodule sind Leistungseinheiten, die nach den in Tabelle 1 aufgeführten Kriterien definiert sind. Sie werden über die jeweiligen Interventionen und nicht über ihren Institutionsbezug beschrieben (Walle 2010). Dies bedeutet auch, dass Aufgaben teilweise oder vollständig durch andere als die genannten Berufsgruppen durchgeführt werden können. Die Module sind hinter den jeweiligen Überschriften mit (B) oder (E) gekennzeichnet. Als Basismodule (B) werden Interventionen bezeichnet, die die Grundlage der ambulanten Diagnostik und Behandlung bilden. Sollten diese nicht ausreichen, müssen Ergänzungsmodule (E) in Betracht gezogen werden. Beim Lesen der Ausführungen der jeweiligen Module des Behandlungspfades sollte stets bedacht werden, dass der aktuelle Erkrankungsgrad des Betroffenen entscheidend ist für die jeweils beschriebenen Voraussetzungen, Aufgaben und Interventionen. Zudem sind wichtige Funktionen und Handlungen sowie allgemeine Voraussetzungen innerhalb der Module markiert.

Tab. 1: Kriterien zur Definition der Behandlungsmodule

Nr. des Moduls	Name des Moduls (B/E)
Ziele	Was soll mithilfe des Moduls/der Intervention erreicht werden?
Voraussetzungen	Unter welchen Bedingungen/Voraussetzungen kann bzw. muss das Modul begonnen und/oder beendet werden?
Verordnet/ überwiesen durch	Z. B. Überweisung durch X in Modul Y?
Patienteneigenschaften	Für wen ist das Modul gedacht/geeignet?
Leistungserbringer	Wer ist bzw. welche Leistungserbringer/Fachkräfte sind beteiligt?
Aufgaben	
p-FA/ p-BP	Wer tut was?
Ort	Wo findet das Modul/die Intervention statt?
Aufwand	Zeit- und Personalaufwand
Ergebnisdokumentation	zu dokumentierende Ergebnisindikatoren, vorliegende Formulare u. ä.
Anmerkungen	relevante Informationen, die durch die anderen Punkte nicht abgedeckt wurden
Implementierungshinweise	Welche Implementierungsbarrieren existieren bzw. was könnte die Implementierung erleichtern?

Nr. des Moduls	Name des Moduls (B/E)
Literatur (Leitlinien, weitere Literatur, Interviews)	Hinweise auf die ins Modul eingeflossenen Empfehlungen der Leitlinien sowie andere Literatur
Anknüpfende Module	Welche(s) Modul(e) schließt/schließen innerhalb des Behandlungspfades an?

Tab. 1: Kriterien zur Definition der Behandlungsmodule – Fortsetzung

Insgesamt sollen die Module als Orientierungshilfen für das Agieren der Leistungsanbieter dienen. Sie stellen keine Einschränkung der ärztlichen Therapiefreiheit dar. Zudem entbinden die Behandlungsmodule die Leistungsanbieter *nicht* von einer eigenverantwortlichen Einschätzung des Behandlungsbedarfs ihrer Patienten und der Veranlassung der erforderlichen Maßnahmen entsprechend ihrer berufsgruppenspezifischen therapeutischen Verantwortung.

Im gesamten Behandlungspfad werden Angehörige berücksichtigt, wobei stets pflegende Angehörige bzw. Pflegepersonen nach § 19 SGB XI gemeint sind. In diesem Rahmen werden Angehörige entweder als allgemeine Begleitung des Patienten – ohne gesetzliche Betreuungsverfügung – oder als selbst Betroffene betrachtet. Daneben wird stets auch von (gesetzlichen) Betreuern, insbesondere im Rahmen von Entscheidungspunkten, bei denen Menschen mit Demenz aufgrund fehlender Geschäfts- und Einwilligungsfähigkeit nicht (mit-)bestimmen können, gesprochen. Als gesetzliche Betreuer kommen nach § 1897 BGB alle natürlichen Personen in Frage, die in der Lage sind, Angelegenheiten des Betreuenden rechtlich zu besorgen und Betreuende entsprechend zu unterstützen. Somit können sowohl Angehörige als auch andere durch das Betreuungsgericht bestellte, familienexterne Personen gesetzliche Betreuer sein. Hinter dem Begriff »Betreuer« können sich also Angehörige oder familienexterne Personen verbergen. Eine Vorsorgevollmacht dient lediglich dazu, dass der Patient damit in Zeiten der Geschäfts- und Einwilligungsfähigkeit die unerwünschten Folgen einer gerichtlich geordneten Betreuung umgehen kann.

Die geplante Fertigstellung der NVL Demenz für 2012 ist aufgrund fehlenden Konsens der beteiligten Experten und Organisationen zur Evidenzlage diagnostischer Erfordernisse derzeit ausgesetzt. Nach Veröffentlichung ist eine Anpassung des vorliegenden Behandlungspfades und ihrer Module durch die NVL Demenz aufgrund ihrer hohen Relevanz bzgl. aktualisierter, evidenzgestützter Erkenntnisse zur Versorgung von Menschen mit Demenz unentbehrlich.

5 Vermittlung (V)

	Vermittlung in das System (E)
Ziele	• Patient wird in das IV-System Versorgung vermittelt. • Ein niedrigschwelliger Zugang ins Gesamtsystem ist gesichert.
Voraussetzungen	*Ausgangspunkt:* Patient erfüllt Kriterien, die den Verdacht einer Diagnose nahelegen (s. Patienteneigenschaften).
Patienteneigenschaften	*Verdachtsmomente:* Verminderung des Erinnerungsvermögens, Abnahme der Fähigkeit, klar zu denken, Verlust einer präzisen Sprache, Nachlassen der Leistungsfähigkeit, besonders bzgl. Alltagsfunktionalität, Beeinträchtigung der Persönlichkeit, sozialer Rückzug, zeitliche und örtlich Orientierungsstörungen
Leistungserbringer	*Vermittler* können sein: FÄ, HÄ, Rettungsdienstleitstelle/Notärzte, Polizei, somatische und psychiatrische Kliniken, SpDi, APP, HKP, (gerontopsychiatrische Fach-/Senioren-)Beratungsstellen, betreute Wohnformen, Patienten und deren Angehörige, soziales Umfeld (u. a. z. B. auch Vermieter, Wohnungsbaugesellschaften), KK, komplementäre Einrichtungen und Dienste im Rahmen des SGB IX, XI (z. B. Pflegestützpunkte, Pflegedienste) und XII, sowie (teil)stationäre Altenhilfeeinrichtungen, Sozialdienst KH (nach KH Aufenthalt)
Aufgaben	Die im Folgenden beschriebenen Aufgaben sind stets *abhängig von der vorzufindenden Situation* auszuführen und sollten *bei fehlender Geschäfts- und Einwilligungsfähigkeit des Patienten* – wenn möglich – *in Absprache mit einem gesetzl. Betreuer* erfolgen: • Vermittlung des Betroffenen zur Diagnostik bzw. an einen Arzt zur Abklärung der Symptomatik • Informieren des Patienten über den eigenen Verdacht • Informieren des Patienten über das IV-Angebot • Weitergabe von Informationsmaterialien, soweit dies möglich ist • telefonische Terminvereinbarung mit einem im IV-Netz tätigen (g-)HA oder p-FA (Termin nach Möglichkeit innerhalb einer Woche) • Vergabe einer Bestellkarte und einer Informationsbroschüre an den Patienten (Bestelltermin, Name des Arztes, Adresse und Telefonnummer)
Ort	in der Lebenswelt des Patienten oder im medizinischem/pflegerischem Setting
Aufwand	30–60 Min.
Ergebnisdokumentation	• Patient, Angehöriger oder gesetzl. Betreuer ist informiert. • Schritte zur Weiterleitung des Patienten zur Durchführung der Aufnahme-Module wurden initiiert. • Ggf. liegt ein Termin beim Arzt vor.
Anmerkungen	Zugang zu Patienten, die allein leben, erfordert ein besonderes Management.

Vermittlung in das System (E)	
Implementierungshinweis	• *Alle Leistungserbringer bzw. Vermittler* sollten folgende *Materialien* bekommen: *F00-F03 Diagnosekriterien, Patienteninformationsmaterial und eine Checkliste für IV-Aufnahme* (Einschlusskriterien, Kontaktdaten der IV-Leistungserbringer, Krisentelefonnummer). • HÄ und FÄ sollten vor IV-Implementierung zu IV-Eingangsweiterbildung eingeladen werden. • Mögliche Vermittler in das IV-System sollten Schulungen zu Diagnose-Kriterien oder Verdachtsmomenten einer Demenz erhalten, ggf. ist Vermittlung dieser Kriterien und Umgang mit Patienten auch über Informationsbroschüren möglich. • Gerontopsychiatrische Fachberatung für Angehörige und Menschen mit Demenz als Angebot ist noch nicht flächendeckend vorhanden, ihre Implementierung erscheint aber erstrebenswert. • Im Besonderen gilt es, sowohl die Patientenautonomie als auch das Patientenrecht zu achten. Zudem sollte immer der Fürsorgeaspekt bzw. die Fürsorgepflicht bedacht werden. • Ab einem bestimmten Alter kann die Vermittlung von Informationsbroschüren zu dementiellen Erkrankungen und dem IV-Angebot eine Möglichkeit der Öffentlichkeitsarbeit sein. Eine mögliche Altersgrenze wäre z. B. ein Alter von 60 Jahren.
Literatur	Froelich et al. 2009
Anknüpfende Module	A2, danach A3–A5

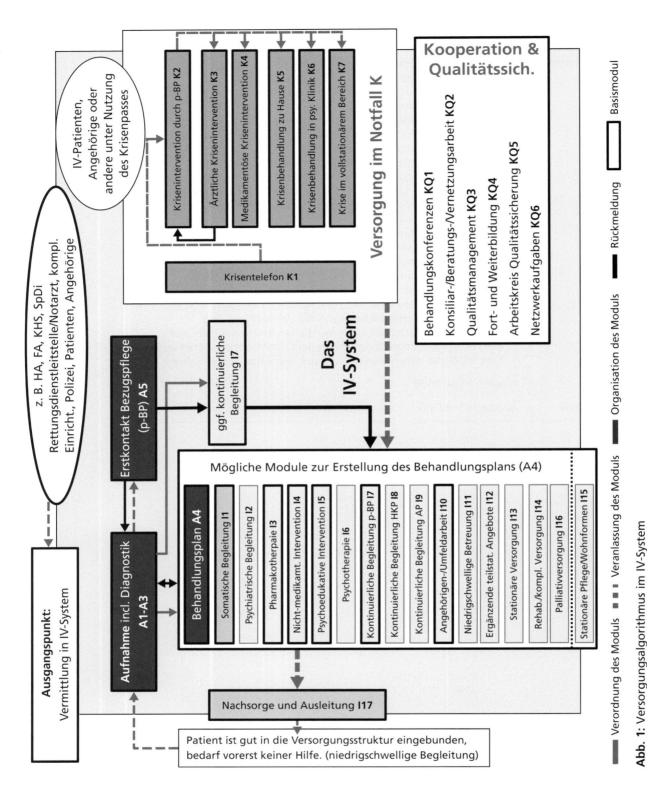

Abb. 1: Versorgungsalgorithmus im IV-System

Dieser Algorithmus legt dar, inwieweit die im Folgenden ausformulierten Module in Zusammenhang stehen. Diese grafische Darstellung zeigt somit (verkürzt) auf, wie eine Versorgung von Menschen mit Demenz im IV-System verlaufen könnte.

Quelle: Eigene Darstellung

6 Aufklärung (AK)

Die ärztliche Aufklärungspflicht ist eine Vorbedingung für das informierte Einverständnis des Patienten und essentieller Bestandteil der partizipativen Entscheidungsfindung. Wie der folgende Grundsatz darlegt, ist sie rechtlich vorgeschrieben. So sollte der Patient rechtzeitig wissen, was mit ihm geschehen soll und mit welchen Risiken und Folgen er möglicherweise zu rechnen hat. Weiter bestimmt § 8 der Musterberufsordnung für Ärzte: »Zur Behandlung bedarf der Arzt der Einwilligung des Patienten. Der hier beschriebenen Einwilligung hat grundsätzlich die Aufklärung im persönlichen Gespräch vorauszugehen.« Eine Aufklärung muss demnach in jedem Fall erfolgen. Das Ausmaß der Aufklärung hängt wiederum vom Wunsch des Patienten ab.

	Aufklärung im IV-System (B)	AK
Ziele	• *Jeder Patient und Angehörige erhält die Aufklärung, die er wünscht.* • Der Patient, Angehörige oder der gesetzliche Betreuer ist über alle krankheits- und behandlungsrelevanten Aspekte informiert. • Aufklärung fördert die Compliance des Patienten (je nach Erkrankungsschwere), sodass in der weiteren Behandlung das Erreichen von Therapiezielen gewährleistet werden kann. • Sowohl bei dem Patienten (je nach Erkrankungsschwere) als auch beim Angehörigen werden Ängste bzgl. der Erkrankung abgebaut.	
Voraussetzungen	• Patient muss einsichts- und einwilligungsfähig sein. • wenn Patient *nicht einwilligungsfähig:* Einbeziehen des *gesetzl. Betreuers*	
Leistungserbringer	Jeweils der für die Behandlung Zuständige klärt darüber auf, welche Maßnahme er durchzuführen beabsichtigt.	
Aufgaben	*Ärztliche Aufklärung* z. B. über: • Untersuchungsbefund • Diagnose • Indikation, mögl. Behandlungsoptionen, IV-Einschreibung (s. A3) *Hinweis* auf folgende Themenschwerpunkte und Vermittlung bzgl. ausführlicher Beratung in zuständigen Institutionen (z. B. (gerontopsychiatrische) Fachberatungsstellen): • Vorsorge (familiäre, finanzielle und geschäftliche Angelegenheiten, Aufenthaltsort, medizinische und pflegerische Betreuung, usw.) • Leistungen/Pflegeversicherung (SGB XI), insb. Pflegestufe »0« • Gesetzliche Betreuungsangelegenheiten • Weitere Behandlungsmöglichkeiten (s. A4) • Hinweise auf Möglichkeiten der Hilfe, Unterstützung (z. B. Haushaltshilfen, Essen auf Rädern, ehrenamtliche Betreuer, Selbsthilfe- und Angehörigengruppen etc.); vertiefende Darlegungen der Möglichkeiten bei Beratungsstellen, z. B. gerontopsy. Fachberatungsstellen • Umgang mit herausforderndem Verhalten • Nachsorge	
Ort	variabel am Ort des Erbringers oder aufsuchend	

	Aufklärung im IV-System (B)
Aufwand	vor jeder diagnostischen und/oder therapeutischen Maßnahme
Ergebnis-dokumentation	Dokumentation von Inhalt, Ablauf und Durchführung der Aufklärung
Anmerkungen	• Aufklärung *ist kein standardisierter Prozess* und sollte im *Einzelfall* abgestimmt sein. Es sollten nicht bereits bei der ersten Begegnung sämtliche Details der Krankheit und ihres Verlaufs mitgeteilt werden, außer der Patient oder gesetzliche Betreuer wünscht dies. • Umfassende gerontopsychiatrische Fachberatung ergänzt die Aufklärung. • *Barrieren in der Aufklärungssituation* könnten sein: aktive Krankheitserkenntnisabwehr, Suizid-Risiko, Recht auf »Nicht-Wissen-Wollen«, unzureichendes intellektuelles Verständnis, Unsicherheit des Aufklärenden. • Eine Barriere in der Aufklärungssituation könnte sein, dass ein Hausarzt in Abwägung der aktuellen Lebenssituation (Alter des Betroffenen, Multimorbidität, Unterstützungsmöglichkeiten, usw.) überlegt, ob eine Aufklärung über die Demenz für den Betroffenen einen Nutzen hat oder evtl. eher schädlich sein könnte. • bei fehlender Einwilligungsfähigkeit : Rechtliche Probleme könnten entstehen, wenn Angehörige im Gespräch offener und umfassender aufgeklärt werden (wollen) als der Patient. • Vielen Ärzten fällt eine eindeutige Rückmeldung von Demenzerkrankungen schwer. Ein Großteil der Menschen mit Demenz begrüßt allerdings eine Aufklärung bzgl. ihrer Erkrankung.

Implementierungs-hinweise	*Zu beachten* gilt:
	
	• Hält der Arzt den Patienten für nicht einwilligungsfähig und hat dieser keine Vorsorgevollmacht zugunsten eines Dritten erteilt, muss ein Betreuer bestellt werden.
	• Ein Angehöriger ist nicht grundsätzlich bzw. immer umfassend aufzuklären, außer er fungiert als gesetzl. Betreuer bzw. der Patient wünscht dies.
	• Zudem sollten beachtet werden:
	  – Gender- und kulturelle Aspekte
	  – das Abklären von Verantwortlichkeiten im Versorgungsablauf (wer, wie, wo und durch wen?)
	  – das Durchführen von einheitlichen Beratungssituationen
	
	Durchführung:
	
	• *Aufklärung*
	  – kann über verschiedene Medien erfolgen: persönlich, schriftlich, telefonisch und/oder online.
	  – sollte möglichst frühzeitig stattfinden; idealerweise, wenn der Patient noch einwilligungsfähig ist.
	  – beinhaltet z. B. die Weitergabe von Adressen mit der entsprechenden Informationsvermittlung und eine aktive Vermittlung von Hilfsangeboten.
	  – benötigt ausreichend Zeit.
	  – kann über zugehende Angebotsmöglichkeiten erfolgen. Diese sollten implementiert werden.
	  – kann »portionsweise« erfolgen, d. h. in kleinen »Informationshäppchen«, je nach Verfassung des Patienten.
	• *Wenn ein Arzt überzeugt ist,* dass der Patient nicht aufgeklärt werden will oder es nicht verstehen würde, sollte die Aufklärung über den Angehörigen (wenn dieser eine Vollmacht besitzt oder der Patient diesem schriftlich zugestimmt hat) oder den gesetzlichen Betreuer erfolgen.

Aufklärung im IV-System (B)	
	• »Aufklärungspflicht« und »das Recht auf Nichtwissen« stehen in einem Widerspruch. Dieser sollte stets in Richtung des Patientenrechts aufgelöst werden. Allerdings sollte sich ein Arzt nicht ausschließlich auf dieses Patientenrecht berufen. Ein entsprechendes Aufklärungs-angebot bietet viele Vorteile und sollte ggf. portionsweise und grundsätzlich unter Berücksichtung des Rechts auf Nichtwissen beim Patienten angestrebt werden.
• Wenn der Arzt überzeugt ist, dass der Patient nicht aufgeklärt werden will, es nicht verstehen würde oder dies mehr Schaden als Nutzen verspricht (z. B. bei depressiven Patienten), sollte die Aufklärung über den gesetzlichen Betreuer erfolgen. In Ausnahmefällen wäre zu dis-kutieren, ob auf eine Aufklärung vollständig verzichtet werden kann (z. B. bei konfliktbeladenen Familienkonstellationen).
Weitere Literatur	Denke 2011; Haberstroh, Hampe und Pantel 2010; Hirsch 2008; Lammler, Stechl und Steinhagen-Thiessen 2007; Jox 2006; Kaduszkiewicz, Wiese und van den Bussche 2007
Interviews	AE; APPP; BSt; FAE; HAP; PE; PfE; PfP
Anknüpfende Module	A- und I-Module

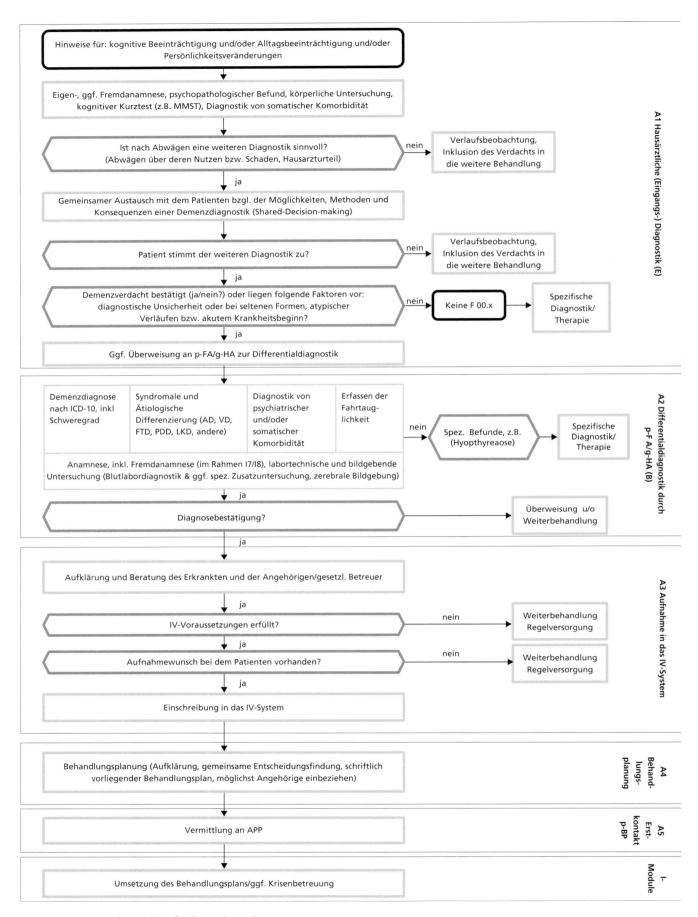

Abb. 2: Diagnostik- und Aufnahmealgorithmus
Quelle: Adaptiert nach der LLFA (DGPPN 2009)

7 Aufnahme (A)

	Hausärztliche Diagnostik/Vorscreenen (E)
Ziele	• Demenzverdacht wird bestätigt. • Überweisung an p-FA oder g-HA ist ggf. indiziert. • Patient wird zur Sicherung der Diagnose an den FA weitergeleitet. • Komorbide somatische Erkrankungen sind diagnostiziert/dokumentiert.
Voraussetzungen	unmittelbar bei Verdacht: • im Rahmen der HÄ-Untersuchung oder • bei Verdachtsäußerung im Rahmen des Moduls V
Patienteneigenschaften	siehe Algorithmus »Diagnostik- und Aufnahme« (► Abb. 2)
Leistungserbringer	• *primär*: HA • *sekundär* (nach Delegation): MFA (Fragebogendiagnostik/Vorscreening)
Aufgaben	• *Aufklärung* zur Durchführung der Diagnostik (im Rahmen von Modul AK)

HA oder MFA	• *VOR* der Diagnostik:
	  – Arzturteil: individuelles Abwägen von möglichen Nutzen und Schäden einer weiteren Demenzdiagnostik, trotz Verdachts
	  – bei Nicht-Benennen des Arzturteils: Dokumentation des weiteren Verlaufs möglicher kognitiver Einschränkung und Inklusion des Demenzverdachts in die weitere Behandlung, z. B.: Vermeidung anticholinerg wirksamer Substanzen, vermehrte Hausbesuche, Achten auf Risiken nachlassender kognitiver Fähigkeiten wie soziale Isolation, Probleme bei der Medikamenteneinnahme, Mangelernährung, Haushaltsunfälle, etc.
	  – Bei der Entscheidung, den Verdacht mit dem Patienten zu besprechen, sollte dieser über Möglichkeiten, Methoden und Konsequenzen einer Demenzdiagnostik aufgeklärt werden.
	  – Wenn der Patient sich gegen eine Diagnostik entscheidet, sollte der HA wie beim Vorgang des Nicht-Benennens des Arzturteils verfahren.

HA	• *Durchführen der Diagnostik:*
	  – Eigen- und ggf. Fremdanamnese (Verhaltens-/Persönlichkeitsveränderung; Medikamenten- und Alkoholkonsum, Depression und Begleiterkrankungen, bestehende Risikofaktoren)
	  – Klärung der aktuellen sozialen Bezüge
	  – Erfassung der aktuellen Medikation/Abschätzung der Compliance
	  – körperlich-internistische Untersuchung sowie orientierende neurologische und psychologische Untersuchung
	  – Basis- ggf. erweitertes Labor
	  – ggf. bildgebende Verfahren
	  – nach 6 Monaten: Monitoring

	Hausärztliche Diagnostik/Vorscreenen (E)
	• Feststellen der *kognitiven Leistungseinbußen sowie Bestimmung des ungefähren Schweregrads* der Demenz mittels *MMST* (siehe Anhang »MMST«), DemTect oder UZT (siehe Anhang: Charakteristika der Tests), ggf. zur *Früherkennung:* VAT, MIS, GPcog, TFDD; ggf. Laboruntersuchungen; EASY bei Patienten mit Migrationshintergrund
	• Dokumentation der *Verlaufsbeobachtung* (kontinuierlich verschlechternd – intermittierend – stabil)
	• Erfassen der *Belastungen* von Angehörigen (mittels BIZA-D), ggf. *Verweis/Empfehlung/Weiterleitung* an regional vorhandene Beratungsstellen oder eine entsprechende Stelle
	• *Überweisung* zur *Differentialdiagnostik* bei Bestätigung des Demenzverdachts
	• Überweisung an p-FA, Spezialklinik oder Gedächtnisambulanz bei Unsicherheit über Diagnose bzw. Therapie, zusätzlichem Hilfebedarf, Wunsch von Patienten oder Angehörigen, (starker) Depression oder erheblichen Verhaltensauffälligkeiten wie Tag-Nacht-Umkehr, »sun-downing«, Halluzinationen, etc.
	• Hinweisen zur *Fahrtauglichkeit* nachgehen:
	– Gespräch mit Patient suchen, ggf. Einbezug der Angehörigen, möglichst im frühen Stadium, insbesondere bei frontotemporaler Demenz (FTD)
	– Eigen- und Fremdanamnese (Angehörige), z. B. anhand der Checkliste der deutschen Verkehrssicherheit zu Fahrfehlern, Unfällen, Unsicherheiten im Straßenverkehr (z. B. erhältlich beim Deutschen Verkehrssicherheitsrat und beim ADAC)
	– ggf. zusätzliche Prüfung mittels neuropsychologischer Testung und/oder freiwillige Fahrproben – idealerweise eine Kombination aus beidem - veranlassen und zu einem Anbieter, z. B. Fahrschule, vermitteln; bei Uneinsichtigkeit und akuter Gefährdung des Straßenverkehrs Meldung (Schweigepflichtentbindung) an das Straßenverkehrsamt o. Ä. mit vorheriger Ankündigung beim Patienten oder gesetzlichem Betreuer
	• Anregen zu Maßnahmen der Vorsorge
MFA	• Koordination der Hausbesuche oder Organisation von notwendigen Transporten für immobile Patienten
	• ggf. nach *HÄ-Delegation:*
	– *Durchführen* der Testverfahren MMST, DemTect, UZT; ggf. zur *Früherkennung:* VAT, MIS, GPcog, TFDD, BIZA-D, EASY bei Patienten mit Migrationshintergrund
	– *Durchführen* des Monitorings
p-BP	• ggf. Durchführen des BIZA-D
Ort	HA-Praxis oder aufsuchend
Aufwand	
HA	• ggf. Aufklärung: 5–10 Min.
	• bei Neuerkrankung: 30 Min.
	• Monitoring (alle 6 Monate): 10 Min.
MFA	• ggf. Aufklärung: 5–10 Min.
	• ggf. Monitoring: 10 Min.
	• ggf. Testung: 15 Min.
p-BP	• im Rahmen A5 oder I7
Ergebnisdokumentation	• Eigen- und Fremdanamnese sowie Befunde sind dokumentiert.
	• Ergebnisse der Fragebogendiagnostik, Erhebung des Belastungsausmaßes der Angehörigen und Verlaufsbeobachtung liegen vor.
	• Fahrtauglichkeit wurde erhoben.

Hausärztliche Diagnostik/Vorscreenen (E)

- Somatische Diagnosen sind abgesichert.
- Ggf. Überweisung zur Differentialdiagnostik, insbesondere bei Neuerkrankung, an p-FA liegt vor.
- Arztbrief mit zusammenfassender Ergebnisdokumentation

Anmerkungen

Im Folgenden werden zunächst *allgemeine* Probleme bei der hausärztlichen Diagnostik dargestellt:

- Unterdiagnostik/Unterversorgung (insbesondere in ländlichen Gebieten): niedrige Erkennungsrate
- zu späte Diagnostik – Vernachlässigung der Frühdiagnostik
- Stigmatisierung sowohl auf Seiten der Patienten/Angehörigen als auch auf Seiten der Ärzte
- fatalistische Reaktion in Bezug auf die Erkrankung und der damit verbundenen Behandlung

HA-bezogen

Im Folgenden werden zunächst Probleme in Bezug auf den *Hausarzt* dargestellt:

- Erst auf intensive Nachfragen seitens des Patienten erfolgen Überweisungen an p-FA.
- Wissen ist *teilweise nicht ausreichend* vorhanden, z. B. Wissen um Erkrankung, Diagnostik, Behandlungsmöglichkeiten und LL. Sofern es vorhanden ist, wird es zum Teil nicht umgesetzt.
- Bei HÄ ist häufig nicht ein Mangel an Wissen das eigentliche Problem, sondern die Einstellung zur Erkrankung.
- Die Nähe zum Patienten und den Familien kann problematisch sein.
- Allgemein sind die *zeitlichen Kapazitäten* des HAs *eingeschränkt.*
- HA kann nur nach dem vom Patienten formulierten Auftrag (be-)handeln.

Patienten-/ Angehörigenbezogen

Im Folgenden werden zunächst Probleme in Bezug auf den *Patienten bzw. den Angehörigen* dargestellt:

- Das Vorliegen von mehr als zwei chronisch verlaufenden Erkrankungen (Multimorbidität) kann Demenzerkrankung verdecken.
- Verschleierung der Demenz durch Patienten und Angehörige.
- Menschen mit Demenz fühlen sich übergangen, man redet über sie statt mit ihnen und man beraubt sie durch die Diagnosestellung ihrer Selbstständigkeit.

Implementierungs- hinweise

- Durchführen der *Verlaufskontrolle* nach Möglichkeit von *derselben Person,* die den ersten Verdacht hatte.
- *Materialien zur Weiterbildung* sollten zur Verfügung gestellt werden.
- *Systematisches Vorgehen* bzw. standardisierte Screening-/Verlaufskontrollbögen bzw. Checklisten in elektronischer Form sollten zum Einsatz kommen.
- Als eine Möglichkeit der weiterführenden Beratung oder zur Früherkennung *außerhalb der hausärztlichen Versorgung* sollte das Einrichten von ambulanten Demenzsprechstunden in Erwägung gezogen werden. Diese könnte z. B. von Beratungsstellen oder Institutsambulanzen ausgeführt werden. Eine weitere Möglichkeit wären Demenz-Ambulanzen.
- (Gerontopsychologische/-psychiatrische) Fortbildungen bzw. allgemeinmedizinisches Wissen in Bezug auf z. B. die Themenbereiche priorisierende und partizipative Entscheidungsfindung sowie Multimorbidität sollten den Ärzten nahe gebracht werden (im Rahmen KQ4).

Hausärztliche Diagnostik/Vorscreenen (E)	
	• Es sollten adäquate strukturelle Bedingungen für den Aufwand in Bezug auf die Diagnostik (z. B. in finanzieller Form) eingeführt werden.
HA	• Der HA sollte die *Funktion eines Gatekeepers bzw. Lotsen* übernehmen. • Er sollte bei Unsicherheiten, relevanter Begleitsymptomatik und besonderen Verläufen (z. B. rascher Progression oder außergewöhnlich jungem Alter der Betroffenen, Verdacht auf Notwendigkeit einer stationären Behandlung) an den FA oder ggf. eine Gedächtnisambulanz überweisen.
MFA, p-BP oder Hilfspersonal	• Ggf. Weiterbildungen zur Durchführung der Aufklärung vor der Diagnostik und von psychometrischen Tests, da es bei der Testdurchführung notwendig ist, eine entsprechende Qualifikation und Supervision zu haben.
Leitlinien	Screeninginstrumente: LLFA, E6 Erfassen der Beeinträchtigungen von pflegenden Bezugspersonen: LLS, E51
Weitere Literatur	Abholz und Pentzek 2007; Arlt et al. 2008; Bauer und Neumann 2009; Calabrese 2010; Cooper et al. 2005; Donath et al. 2010; Ernst et al. 2010; Gutzmann und Haupt 2009; Hasselbalch et al. 2007; Hentschel et al. 2004; Hirsch 2008; Holle et al. 2009; Iliffe, Manthorpe und Eden 2003; von Kutzleben, Schmid, Halek, Holle und Bartholomeyczik 2012; Lüttje et al. 2011; Schacke und Zank 2009; Schicker 2008; Schmitt und Frölich 2007; Stoppe et al. 2004
Interviews	BSt; PE; HAE I; HAE II; PfE; PfP; AE; FAE; PsyE; HAP; PsyE; FAP,
Anknüpfende Module	A2; ggf. A3–A5, I-Module

A2

Differentialdiagnostik (B)	
Ziele	• Patient erhält eine *differentialdiagnostisch gesicherte Diagnose* entsprechend der ICD-Kriterien. • Komorbide somatische bzw. psychische Erkrankungen sind diagnostiziert und dokumentiert.
Voraussetzung	nach V oder A1 oder unmittelbar bei Verdacht im Rahmen einer p-FÄ oder g-HÄ-Untersuchung
Verordnet/ überwiesen durch	ggf. nach Überweisung durch HA (A1)
Patienten- eigenschaften	s. »Diagnostik- und Aufnahmealgorithmus« (▶ **Abb. 2**) bzw. A1
Leistungserbringer	• p-FA/g-HA • nach Delegation: MFA (Fragebogendiagnostik)
Aufgaben	*Aufklärung* zur Durchführung der Diagnostik (im Rahmen von Modul AK)
p-FA/g-HA oder MFA	*Vor der Diagnostik:* • siehe Modul A1, gleiche Verfahrensweise
p-FA/g-HA	*Falls noch nicht in A1 erfolgt:* • Erfassen der *Belastungen* von Angehörigen (mittels BIZA-D), ggf. *Verweis/Empfehlung/Weiterleitung* an regional vorhandene Beratungsstellen oder entsprechende Stelle

Differentialdiagnostik (B)	

	• Erfassen des Erkrankungsverlaufs: Entstehungsgeschichte, bisheriger Krankheitsverlauf, Erstsymptome, psychopathologische Befunde, Beeinträchtigungen im Alltag, vorhandene Risikofaktoren und Ressourcen, kognitive, mentale und körperliche Beeinträchtigungen
	• Feststellen der *kognitiven Leistungseinbußen sowie Bestimmung des ungefähren Schweregrads* der Demenz mittels *MMST* (siehe Anhang »MMST«, DemTect oder UZT (siehe Anhang: Charakteristika der Tests), ggf. zur *Früherkennung:* VAT, MIS, GPcog, TFDD; ggf. Laboruntersuchungen
	• Dokumentation der *Verlaufsbeobachtung* (kontinuierlich verschlechternd, intermittierend, stabil)
	• Hinweisen zur Fahrtauglichkeit nachgehen (Vorgehen s. A1, Aufgaben), *Hinweise zur Fahrtauglichkeit sind erhältlich unter:* www.fahrerlaubnisrecht.de/Begutachtungsleitlinien/BGLL%20 Inhaltsverzeichnis.htm
	
	Basisaufgaben:
	
	• Durchführen einer/s:
	  – *körperlich internistischen, neurologischen sowie psychiatrischen* Untersuchung
	  – Eigen- und ggf. Fremdanamnese (Verhaltens-/Persönlichkeitsveränderung; Medikamenten- und Alkoholkonsum, Depression und Begleiterkrankungen, bestehende Risikofaktoren)
	  – Klärung der aktuellen sozialen Bezüge
	  – differenzierten Anamnese unter Berücksichtigung der Medikamentenanamnese und vegetativen Anamnese (unter Nutzung vorhandener Arztbriefe etc., ggf. Fremdanamnese), ggf. Veranlassen von Laboruntersuchungen zur Medikamenteneinstellung
	  – einer psychopathologischen Befunderhebung (u. a. Abklären von Delirium/Depression)
	  – 1x im Fall: Durchführen bildgebender Verfahren (obligat, Laboruntersuchung (obligat), EEG, ggf. LP
	  – Monitorings nach spätestens 6 Monaten
	  – Abklärung bzgl. depressiven und wahnhaften Syndromen sowie kognitiven Defiziten und Delir

MFA	• Koordination der Hausbesuche oder Organisation von notwendigen Transporten für immobile Patienten
	• ggf. *nach g-HA/p-FÄ-Delegation:*
	  – *Durchführen* der Testverfahren MMST, oder TFDD, DemTect, UZT, ggf. zur *Früherkennung:* VAT, MIS, GPcog, Belastungen: BIZA-D
	  – *Durchführen* des Monitorings

p-BP	• ggf. Durchführen des BIZA-D
Ort	Praxis des p-FA oder g-HA, Memory-Klinik, Gedächtnissprechstunde oder aufsuchend
Aufwand p-FA/g-HA	• i.d.R. einmalig bei Aufnahme unbekannter Patienten oder bei Wiederaufnahme, Wiederholung der Diagnostik bei schneller Verschlechterung des Gesundheitszustandes, neu auftretenden Ereignissen oder Symptomen (z. B. Entwicklung eines Parkinsonsyndroms) • *bei Einschluss bzw. jeder neuen Krankheitsepisode:* 30 Min. (im Tagesprofil). Bei psychiatrischen Fachärzten werden Gesprächsleistungen ($\rightarrow$ bestimmte Zeiten im Tagesprofil, dürfen 720 Min./Tag nicht überschreiten) bzgl. der Arbeitszeit anders bewertet als Betreuungsleistungen (zählen nur im Quartalsprofil). • *Monitoring:* 10 Min.

Differentialdiagnostik (B)	
	• Wiedervorstellung nach 3 Monaten, danach nach 6 Monaten, wenn nicht besondere Umstände eine frühere Vorstellung erforderlich machen • regelmäßige Aktualisierung (i.d.R. alle 6–12 Monate) der Befunde bei bereits bekannten Patienten mittels MMST (im Rahmen der Module I1/I2/I7)
MFA	• ggf. Aufklärung: 5–10 Min. • ggf. Monitoring: 10 Min. • ggf. Testung: 15 Min.
p-BP	• im Rahmen A5 oder I7
Ergebnisdokumentation	• ICD-10 Code und Vermerk zu Schweregrad und Erkrankungsverlauf • Eigen- und Fremdanamnese sowie Befund sind dokumentiert. • Ergebnisse der Fragebogendiagnostik, Erhebung des Belastungsausmaßes der Angehörigen und Verlaufsbeobachtung liegen vor. • Psychiatrische und somatische Diagnosen sind abgesichert. • Fahrtauglichkeit wurde erhoben. • Arztbrief an weiter behandelnden HA
Anmerkungen	• FA-Mangel, insbesondere auf dem Land • Abgrenzung Delir von Demenz ist schwierig. • *Fahruntauglichkeit: Nimmt der Patient trotz der Aufklärung über die Gefährdung und der Aufforderung, nicht zu fahren, weiter am Verkehrsgeschehen teil, kann der Arzt trotz seiner grundsätzlichen Schweigepflicht aufgrund einer sorgfältigen Güterabwägung berechtigt sein, zum Schutze der potenziell betroffenen Verkehrsteilnehmer die zuständige Behörde zu benachrichtigen* (Melderecht des Arztes).
Implementierungshinweise	• Memory-Kliniken und Gedächtnissprechstunden könnten ggf. differenzialdiagnostische Untersuchungen durchführen oder bei fachärztlichen Unsicherheiten konsiliarisch tätig sein. • Der p-FA sollte neben der psychiatrisch/psychotherapeutischen Ausbildung auch Kenntnisse im somatischen Bereich nachweisen können, z. B. Facharzt für Neurologie oder Innere Medizin/Geriatrie. Zumindest sollte eine Weiterbildung in Geriatrie erfolgt sein. • Implementierung eines reliablen, validen und veränderungssensitiven Inventars zur Erfassung von objektiven und subjektiven Belastungen. • Ob bildgebende Verfahren eine »soll« oder »sollte« Empfehlung enthalten sollen, wird im Rahmen der NVL Demenz kritisch diskutiert (Hinweis: 1x pro Fall Bildgebung obligat notwendig; bei auffälligen neurologischen Befunden oder Alter ca. <75 J. MRT ansonsten CCT), bei sprunghaften Verschlechterungen nach klinischem Urteil (z. B. zur Differenzierung von Insult und Blutung; zum Ausschluss von Traumafolgen (intracranielel Hämatome)).
Leitlinien	• Sozial- und Medikamentenanamnese: LLFA, E5 • Monitoring: LLFA, E9 • Serum- bzw. Plasmauntersuchungen: LLFA, E11 • neuropsychologische Tests bei fraglicher oder leichtgradiger Demenz: LLFA, E8 • Erfassen der Beeinträchtigungen der Alltagsbewältigung sowie der Belastung von pflegenden Bezugspersonen: LLFA, E10 • unklare Situationen oder bei spezifischen Verdachtsdiagnosen gezielte weitergehende Laboruntersuchungen: LLFA, E12 • CT oder MRT: LLFA, E20 • Erstdiagnostik zum Ausschluss einer entzündlichen Gehirnerkrankung Liquordiagnostik: LLFA, E14
Weitere Literatur	Kratz 2007; Stoppe et al. 2004; Eschweiler et al. 2010; Eschweiler et al. 2010; Holle et al. 2009

Differentialdiagnostik (B)	
Interviews	FAE; HAE I; HAP; FAP; PsyE
Anknüpfende Module	A3–A5

A3

IV-Einschreibung (B)	
Ziel	Patient oder gesetzl. Betreuer ist über IV aufgeklärt und wird entsprechend der Möglichkeiten des Systems versorgt.
Voraussetzungen	*Einschlusskriterien:* • Demenzerkrankung ist festgestellt. *Ausschlusskriterien:* • Demenzerkrankung liegt nicht vor. • keine Zustimmung des Patienten (ohne Betreuer): nach spätestens 3 ärztlichen Kontakten bzw. 4 Monaten oder • keine Zustimmung des gesetzl. Betreuers *Strukturelle Erfordernisse:* • p-FA oder (g-)HA hat Vertrag unterzeichnet und nimmt an IV teil. • APP ist in der Versorgungsregion implementiert.
Patienteneigenschaften	• Patient wohnt in der Versorgungsregion. • *Patient gehört einer KK an, mit der ein IV-Vertrag abgeschlossen wurde.* • Patient ist bereit zur IV-Teilnahme.
Leistungserbringer	(g-)HA oder p-FA
Aufgaben	• *Aufklärung* zur Durchführung der IV-Einschreibung (im Rahmen des Moduls AK) • Priorisierung der Einschreibung in IV nach diagnosespezifischem Schwerpunkt (Patient wird schwerpunktmäßig wegen Demenz behandelt)
MFA	*Klärung der IV-Voraussetzungen:* • Prüfen weiterer *Einschlusskriterien* (siehe KK-Vertrag) und Informationsweitergabe an Arzt
p-FA/(g-)HA	*Einschluss in das IV-System:* • *Aufklärung* des Patienten oder gesetzl. Betreuers über IV • Einholen der schriftlichen *Einverständniserklärung* (Patient oder gesetzl. Betreuer) • ggf. *Einwilligungsfähigkeit* des Patienten prüfen: bei Nicht-Vorliegen der Einwilligungsfähigkeit Einbindung einer gesetzlichen Vertretung für Gesundheitsfürsorge oder Heranziehung vorhandener Vollmacht • *Information* über Kontaktaufnahme von p-BP
Ort	(g-)HA oder p-FA-Praxis, Memory-Klinik, Gedächtnissprechstunde, Alten-/Pflegeheim oder aufsuchend
Aufwand	• ca. 10 Min. • *einmalig* bei Aufnahme ins IV-System oder bei Wiederaufnahme unter Berücksichtigung der Module AK, A1/A2 und I14, I17 • möglichst *innerhalb der ersten drei Termine* mit dem Patienten, spätestens nach 4 Monaten

45

IV-Einschreibung (B)	
Ergebnisdokumentation	• Einverständniserklärung • Aufklärungsgespräch geführt (ja/nein) • Schweigepflichtentbindungserklärung
Implementierungshinweis	• Es sollte sichergestellt sein, dass ein interdisziplinäres Team die Beratung zur IV übernimmt, sodass dem Menschen mit Demenz und seinen Angehörigen alle Möglichkeiten der Versorgung und Unterstützung nahe gebracht werden können, bevor er sich zur Teilnahme an der IV entschließt. • Bei IV-Eintritt in akuter Erkrankungsphase muss ein schriftliches Einverständnis des Patienten möglichst innerhalb des laufenden Quartals, spätestens jedoch bis Ende des nächsten Quartals vorliegen. • *Bei Patienten mit gesetzl. Betreuer ist die Zustimmung des Betreuers nur dann notwendig, wenn der Patient nicht einwilligungsfähig ist.* • Ein Patient kann auch ohne entsprechende Diagnostik bzw. Durchführung der A1-A2-Module vorversorgt werden.
Leitlinien	LLFA, E3
Anknüpfende Module	A4 und A5

A4

Behandlungsplanung (B)	
Ziele	• *Lebensqualität und Selbstbestimmung von Menschen mit Demenz werden so lang wie möglich erhalten, gefördert und verbessert.* • Patient oder gesetzl. Betreuer ist über die Erkrankung und die Behandlungsmöglichkeiten aufgeklärt. • Unter *Einbeziehung* des Patienten (ggf. nur eingeschränkt möglich) oder gesetzl. Betreuers sind die Behandlungsschritte und *mind. 2 primäre Behandlungsziele* festgelegt. • Die nächsten Behandlungsschritte liegen sowohl dem Patienten, den Angehörigen oder dem gesetzl. Betreuer als auch den jeweiligen Behandelnden in schriftlicher Form vor. • *Verhinderung einer ungeplanten und/oder unwirksamen Versorgung* sowie daraus folgend einer möglichen Einweisung ins KH.
Voraussetzungen	*vor der Erstellung des Behandlungsplans:* • Eine *umfassende Anamnese* liegt vor (Datengrundlage) (A1–A2). • Patient ist in das IV-System eingeschlossen (A1–A3 abgeschlossen). • Belastungen der Angehörigen wurden erhoben. • Patienten- und Angehörigeninformationen sowie regelmäßig aktualisierte Versionen von qualitätsgeprüften Informationsbroschüren über regionale psychosoziale Versorgungsangebote sollten dem Ersteller vorliegen. *im späteren Verlauf:* • *Anpassungen* in der Behandlung werden notwendig. • Aktueller Behandlungsplan sollte jederzeit jedem an der Behandlung beteiligten Akteur und dem Patienten, Angehörigen oder gesetzl. Betreuer vorliegen.
Patienteneigenschaften	• *Beteiligung an Ausarbeitung des Behandlungsplans:* Patient oder gesetzl. Betreuer, oder - wenn Patient es wünscht – auch Angehörige • Gesamtzustand, Funktionsfähigkeit und individuelle Gesamtsituation des Patienten müssen berücksichtigt werden.
Leistungserbringer	• *Ersteller:* g-HA/p-FA • *Koordinator:* p-BP, ggf. HKP

	Behandlungsplanung (B)
Aufgaben	*Aufklären über Behandlungsmöglichkeiten* im Rahmen von Modul AK

Zu Beginn	• *Festlegen der Person, die den Behandlungsplan steuert* ((g-)HA oder p-FA); Entscheidung obliegt dem Patienten oder gesetzl. Betreuer
	• Einschätzen der Pflegebedürftigkeit (mit Hilfe des Instruments: NOSGER), ggf. Weiterleiten an entspr. Ansprechpartner
	• Durchführen des geriatrischen Assessments
	• *Erstellen eines stadiengerechten multimodalen Behandlungsplans* in Form einer schriftlichen Dokumentation gemeinsam mit dem Patienten oder gesetzl. Betreuer
	• Erarbeiten bzw. Aufzeigen der Möglichkeiten in Krisen bzw. bei Notfällen
	• Festlegen regelmäßiger, dem Erkrankungsstadium angepassten, *Monitoring-Einheiten* des erstellten Plans (zur Reflexion des Behandlungsplans)
	• Festlegen von zwei primären Behandlungszielen im Gespräch mit dem Patienten und ggf. Angehörigen
	• Mitteilung der nächsten Behandlungsschritte und -termine
	• *Aushändigen:*
	  – nächste *Behandlungsschritte* in schriftlicher Form an den Patienten, Angehörige oder gesetzlichen Betreuer
	  – *Patienten- und ggf. Angehörigeninformationen*
	  – *Medikamentenplan*
	  – (sofern vorhanden) *Informationsbroschüre über regionale Versorgungsangebote* (auch Selbsthilfegruppenangebote, gesetzliche Regelungen und Vertretungen, Informationseinrichtungen wie z. B. Bibliotheken, Ehrenamtsvereine) oder Verweis auf gerontopsychiatrische Fachberatung, etc.
	  – *Festlegen des nächsten Termins zur größeren Kontrolluntersuchung* zum Fortschritt der Erkrankung (I1/I2) (Monitoring alle 6 Monate), bei Verschlechterung des Gesundheitszustands früher – ggf. Überweisung an FA

Im Verlauf	• *regelmäßige Evaluation und Anpassung* an verschiedene Krankheitsstadien • Anpassung: Kontinuierliches Fortsetzen entsprechend der Progredienz der Erkrankung wie auch im weiteren Verlauf des Aufklärungs- und Beratungsprozesses und den wechselnden Bedürfnissen der Demenzkranken und Angehörigen • ggf. Anpassung des Behandlungsplans nach Beendigung der einzelnen I-Module
Allgemein	• Information und/oder Überweisung an Leistungsanbieter der geplanten Module (z. B. p-BP, ggf. HA, FA, PT, Ergotherapeut, Physiotherapeut) • ggf. (nach jeder Anpassung) Weiterleitung des Behandlungsplans an steuernden Arzt • ggf. Vermitteln wichtiger Informationsbroschüren oder Adressen
Ort	g-HA-/p-FA-Praxis, Gedächtnisambulanz, Memory-Klinik oder aufsuchend
Aufwand	variabel je nach Schweregrad
Einmalig (Aufnahme)	• g-HA/p-FA: ca. 10–20 Min.
Regelmäßig	• im Rahmen der jeweiligen Behandlung (I-Module) • ggf. Informationsaustausch in Behandlungskonferenzen (im Rahmen Modul KQ1)

	Behandlungsplanung (B)
Ergebnis-dokumentation	Es liegen vor: • Behandlungsplan mit Behandlungszielen • Medikamentenbehandlungsplan • ggf. Arztbrief • ggf. Überweisungen bzgl. der im Behandlungsplan festgeschriebenen Interventionen • Krisenplan • nächster Termin Es haben stattgefunden: • Aufklärung durch die partizipative Entscheidungsfindung (ja/nein) • Weiterleitung an p-BP (ja/nein)
Anmerkungen	• *Häufig erschwert Multimorbidität die Erstellung eines Behandlungsplans* (Stichwort: Priorisierung der vorliegenden Erkrankungen). • Spezialisten neigen dazu, Indikationsschwellen niedriger anzusetzen. • Möglichkeiten der partizipativen Entscheidung bei schwerer Erkrankten sind eingeschränkt, weil sie nur schwer ihre Beschwerden und Wünsche artikulieren können (siehe Anhang Hinweise zur Gesprächsführung). • Informationsmaterialien erreichen die Adressaten selten oder werden nur selten wahrgenommen. • Demenzpatienten werden nicht als lukrativ gesehen. • Es mangelt an psychiatrisch tätigen Fachärzten.
Implementierungs-hinweise	• Es sollte auf Besonderheiten im IV-System mündlich hingewiesen werden, z. B. in der Krisensituation. • Patienten- und Angehörigeninformationen speziell für die IV-Versorgung sollten entwickelt werden. • Bei der Demenzbehandlung sollten alle Systeme, die durch die Krankheitsfolgen destabilisiert sind und sich im Krankheitsverlauf immer neu organisieren (intra- und interpersonal), berücksichtigt werden. • Ein *vorgefertigtes Muster* für einen Behandlungsplan könnte die dauerhafte und flächendeckende Implementierung von Behandlungsplänen *erleichtern*. • Ist der *Betroffene* krankheitsbedingt *nicht einwilligungsfähig*, ist das Vorliegen einer *Vollmacht bzw. einer Betreuung* für Gesundheitsfürsorge *Voraussetzung* der Behandlung (http://www.patientenleitlinien.de/Demenz/demenz.html.). • *Kooperationen* mit (g-)HA und p-FA, v. a. wenn Bedarf an weiterer Konsultation besteht, sollten vorhanden sein und sind zu *fördern*. • Eine enge Kooperation mit Pflegenden wird dringend empfohlen. • Der Aspekt der Fürsorge darf nicht außer Acht gelassen werden. • Zentrales Ziel ist die Verbesserung der Lebensqualität; zur begleitenden Evaluation des Behandlungsplans kann z. B. das Heidelberger Instrument zur Lebensqualität Demenzkranker (HILDE) dienen. • *Angehörige* und deren Bedürfnisse *sollten* bei der Erstellung des Behandlungsplans *berücksichtigt werden*.
Leitlinien	Behandlung depressiver Symptome: LLFA, E77
Weitere Literatur	Haberstroh et al. 2010; Hirsch 2010; Stoppe 2011a; Stoppe et al. 2005; Brunner und Spiegel R 1990; Dibelius und Maier 2011; Vollmar et al. 2005; Fiehler und Thimm 2003; Romero 2004; Jessen und Maier 2007; Kunzmann et al. 2005; Becker, Kaspar und Kruse 2006
Interviews	BSt; APPP
Anknüpfende Module	A5, festgelegte I-Module

A5

Erstkontakt mit psychiatrischer Bezugspflegekraft (B)	
Ziel	• *Eine stabile und belastbare Pflegebeziehung ist aufgebaut.* • *Patient, Angehörige oder gesetzl. Betreuer haben einen Ansprechpartner,* der sie durch das Versorgungssystem führt.
Voraussetzungen	• bestenfalls: A1–A4 abgeschlossen und p-BP im Behandlungsplan festgeschrieben • *p-BP* muss *gerontopsychiatrische Expertise* vorzeigen können • oder Patient wird dem System *durch niedrigschwellige Kontaktaufnahme* (1 bis 3 Termine) der p-BP *zugeführt* und anschließend Module A1-A4
Verordnet/ überwiesen durch	(ggf.) (g-)HA oder p-FA
Patienten- eigenschaften	• Patient oder gesetzlicher Betreuer stimmt dem Besuch einer p-BP zu. • Patient (nicht einsichtsfähig) widersetzt sich dem Arztkontakt nicht ausdrücklich.
Leistungserbringer	p-BP mit gerontopsychiatrischer Ausbildung, i. d. R. von APP gestellt
Aufgaben	*Aufklärung* zur Arbeit einer APP und dem *Konzept der Bezugspflege* sowie zu vertraglichen Leistungsmöglichkeiten, ggf. Weiterleitung für eine umfassende Beratung in enstpr. Beratungsstellen und ggf. Beratung zu Überbrückungsangeboten und -maßnahmen im Rahmen der AK
p-BP	• Übernahme des Patienten nach der fach- oder hausärztlichen Aufnahme (s. A1–A4), Kontakt- und Angehörigen- sowie Arztdaten aufnehmen • *Einholen der Schweigepflichtentbindungserklärung,* um Austausch zwischen p-BP und behandelndem p-FA oder (g-)HA zu ermöglichen • ggf. *Behandlungsplan* erklären, konkretisieren und Beginn der *Umsetzung* (z. B. Vermittlung zu Anbietern anderer I-Module) • Erstellung eines *Pflegeplans* inkl. Pflegeziele des Patienten • Erstellen und Aushändigen eines Patientenpasses (Kontaktdaten der Ansprechpartner in der Krise) • Festlegung des nächsten Termins mit der p-BP (im Rahmen des I7) • *Beratung und Stabilisierung der häuslichen Situation* • Hilfe und Unterstützung für Angehörige bzw. andere Bezugspersonen beim Umgang mit herausforderndem Verhalten • telefonische Vermittlung und Koordination der Kontakte zu anderen Modulanbietern
p-FA/(g-)HA/p-BP	• Bericht über Neueinschlüsse im Rahmen des Moduls KQ1
Ort	• i.d.R. aufsuchend • nur auf ausdrücklichen Patientenwunsch: Erstkontakt in Praxisräumen
Aufwand	• 75 bis 90 Min. pro Termin (inkl. Fahrzeit und Dokumentation) • Die Intensität und Zeitintervalle der Beratungstermine richten sich neben den vertraglichen Festschreibungen auch nach dem aktuellen Bedarf des Patienten.
Ergebnis- dokumentation	Es liegen vor: • Pflegeplan • Schweigepflichtentbindungserklärung • Krisenplan Ggf. Rückmeldungen an steuernden Arzt geben.

Erstkontakt mit psychiatrischer Bezugspflegekraft (B)	
Implementierungs-hinweise	• Der *Kontakt mit der Bezugspflegekraft* kann in der *Regelversorgung max. vier Monate* bestehen, *in der IV länger und ggf. dauerhaft*, wenn der Patient nicht in andere Versorgungssysteme, z. B. Gruppenangebote, integriert werden kann oder schwere Halluzinationen vorliegen. • Es besteht die Möglichkeit, dass die APP ggf. vor dem Arzt Kontakt mit dem Patienten hat. Hier hat die APP die Möglichkeit, intervenierend den Patienten zu betreuen. • Falls Patient oder gesetzlicher Betreuer kontinuierliche Begleitung durch p-BP nicht wünscht: Angebot für einen späteren Zeitpunkt offen halten und Kontaktdaten übermitteln. • *Möglichst wenig Personalwechsel* innerhalb der p-BP-Betreuung. • Eine enge Zusammenarbeit mit der HKP (s. I7) sollte angestrebt werden und erscheint äußerst sinnvoll, um Parallelstrukturen zu vermeiden.
Weitere Literatur	Bartholomeyczik et al. 2007
Interview	APPP
Anknüpfende Module	Kontinuierliche Begleitung im Rahmen I7, KQ-Module

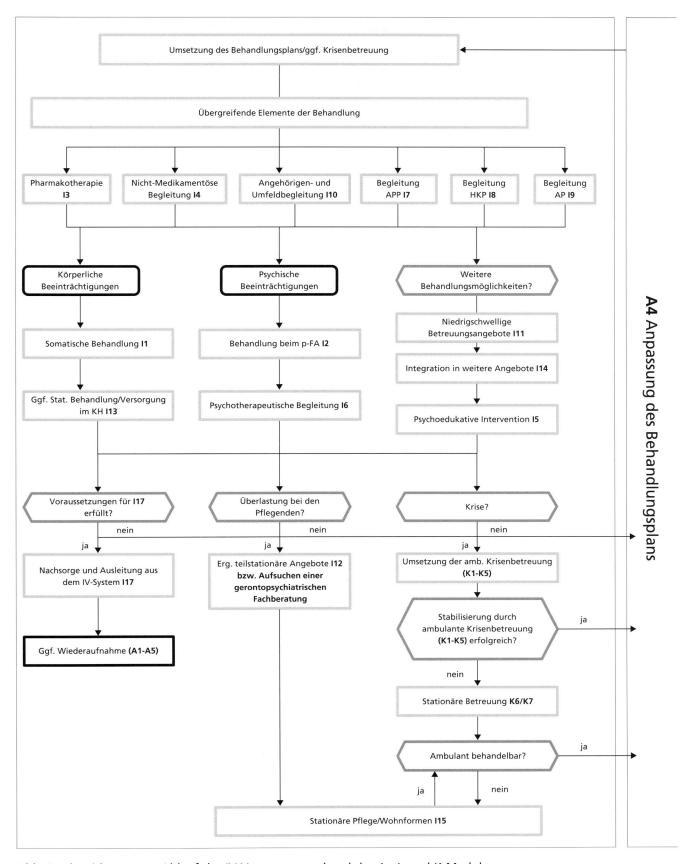

Abb. 3: Algorithmus zum Ablauf der IV-Versorgung anhand der A-, I- und K-Module

8   Intervention (I)

I1	Somatische/hausärztliche Behandlung (B)
Ziele	• *Somatische Begleiterkrankungen* und Beschwerden, einschließlich der Nebenwirkungen der Psychopharmakotherapie, *werden adäquat behandelt.* • Somatische Risikofaktoren werden reduziert. • Umgang mit somatopsychischer Komorbidität in der fachärztlich-hausärztlichen Kooperation ist festgeschrieben.
Voraussetzungen	• Somatische Begleiterkrankung/en liegt bzw. liegen vor (Abklärung über Module A1/A2). • festgeschrieben in Modul A4
Verordnet/ überwiesen durch	(g-)HA/p-FA oder FA einer anderen Fachrichtung
Patienten- eigenschaften	• Ko-/Multimorbidität liegt vor. • Behandlung somatischer Vor-, Begleit- bzw. Folgeerkrankungen bereits erfolgt.
Leistungserbringer	• primär: HA • sekundär: je nach komorbider somatischer Erkrankung: FA bzw. Klinik • demenzsensible Begleitung durch die Intervention: p-BP
Aufgaben	*Aufklärung* im Rahmen von Modul AK
(g-)HA	• aktives Fragen nach somatischen Symptomen und Komorbiditäten • *Priorisieren der Behandlungsschritte* • ggf. Überweisung an entsprechenden FA oder Klinik • *Monitoring des körperlichen Zustands* des Patienten sowie Durchführung einer regelmäßigen *Wirkungsprüfung der Pharmakotherapie* (siehe I3 zum Monitoring während der Pharmakotherapie, ggf. weitere Befunde notwendig) • nach Rückmeldung FA oder Einrichtung: Auswahl notwendiger und geeigneter sonstiger Module, die nicht bereits im Behandlungsplan festgeschrieben sind (einschließlich: Indikationsstellung für Rehabilitation, I12)
FA oder entspr. Einrichtung	• Erstellung der somatischen Befunde • *Befundrückmeldung* und Abstimmung mit dem *steuernden Arzt* (p-FA oder (g-) HA) (zwecks Anpassung der Module: A4, ggf. festgeschriebener I-Module) • Durchführen der Behandlung
Alle	• *Kooperation* mit (g-)HA und (p-)FA *bezüglich Wechselwirkungen* zwischen Medikamenten und somatischer Nebenwirkungen, Abstimmung der Behandlungsstrategie (im Rahmen der I-Module, KQ1, Anpassung A4)
p-BP	• Unterstützung des Patienten im Alltag hinsichtlich seines Gesundheitsverhaltens, Terminfindung, Begleitung zum Arzt (Modul I7) • Rücksprache im Rahmen KQ1 zur Befundrückmeldung

Somatische/hausärztliche Behandlung (B)	
Ort	(g-)HA/(p-)FA-Praxis, Einrichtungen der (teil-)stationären medizinischen Versorgung bzw. aufsuchend
Aufwand	
(p-)FA	• im Rahmen der Module A2–A4, I2
FA oder spezifische Einrichtung	• variabel, je nach Erkrankung
(g-)HA	• variabel, je nach Anzahl und Umfang der Untersuchungen pro Jahr, abhängig vom Gesundheitszustand des Patienten und der eingesetzten Medikamente • ggf. bereits in A1–A4 festgeschrieben
p-BP	• im Rahmen der Module A5/I7
Ergebnis-dokumentation	• Überweisung • Arztbriefe • aktuelle Befunde • ggf. Anpassung des Behandlungsplans (A4)
Implementierungs-hinweise	• In der Praxissoftware könnte ein Erinnerungssystem integriert werden, das den HA an die somatische Befunderhebung erinnert. • Dem Problem der *Polymedikation bei geriatrischen Patienten* sollte eine besondere Aufmerksamkeit gewidmet werden.
Anknüpfende Module	je nach Indikationsfestschreibungen in A4

I2

Psychiatrische Behandlung (E)	
Ziele	• Patient ist in eine *langfristige psychiatrische Behandlung* eingebunden. • Komorbide psychiatrische Erkrankungen werden berücksichtigt.
Voraussetzungen	Eine (weitere) psychische Erkrankung nach ICD-10 liegt vor.
Verordnet/überwiesen durch	ggf. (g-)HA, Klinik
Patienten-eigenschaften	Patient weist aktuell neben der Demenz eine weitere psychische Erkrankung auf, z. B. Depression, Psychose oder Sucht.
Leistungserbringer	p-FA
Aufgaben	*Aufklärung* zur Erkrankung und Möglichkeiten der Therapie (im Rahmen von Modul AK)
p-FA	• *fachpsychiatrische Beratung* und Gesprächstherapie mit dem Schwerpunkt Krankheitsbewältigung • *Monitoring und Anpassung der Behandlungsstrategie:* – Befundaktualisierung, u. a. psychosoziales Funktionsniveau nach Ende der aktuellen Episode, ggf. mit Instrumenten und durch Hilfe von Angehörigen – gemeinsam mit dem Patienten Auswertung der Monitoring-Ergebnisse, die im Rahmen der Module I3 und I4 entstehen; Symptomatik, Behandlungseffekte, psychosoziales Funktionsniveau, somatische Erkrankungen – laufende *Aktualisierung des schriftlichen Behandlungsplans* (siehe A4) – Langzeitsteuerung und Anpassung der pharmakologischen Behandlung (I3)

	Psychiatrische Behandlung (E)
	– Festlegung und im Folgenden Anpassung des p-BP-Bedarfs, Weiterleitung des Ergebnisses an p-BP im Rahmen der Behandlungskonferenz (KQ1) – Überprüfung des Behandlungserfolgs, ggf. Überleitung in I16 (Nachsorge und Entlassung) • Diagnostik und Monitoring von komorbiden somatischen Erkrankungen und der Demenzerkrankung (im Rahmen von A2)
p-FA/(g-)HA	Aufgaben im Rahmen der Vermittlung/Kooperation mit dem HA oder anderen Ärzten in weitere Behandlungs- oder Krisenmodule, z. B. Arztbriefe, Einweisungspapiere, Antragstellung u. a. für stationäre Aufenthalte, Kommunikation mit den entsprechenden Behandlern
p-BP	• bei Bedarf (z. B. wenn Patient nicht zum Termin gekommen ist) Kontaktaufnahme mit Patient • bei Bedarf Kontaktaufnahmen zum Angehörigen oder gesetzl. Betreuer
Ort	a) i.d.R. in der p-FA-Praxis b) aufsuchend: nur bei Patienten, die z. B. auch durch p-BP nicht zur Wahrnehmung ihrer Praxistermine zu bewegen sind
Aufwand	Dauer pro Gespräch: a) in der Praxis: durchschnittlich 30–50 Min. b) aufsuchend (inkl. Fahrzeit): 60–90 Min. Frequenz: variabel bzw. der Situation des Patienten entsprechend
Ergebnis-dokumentation	• aktueller Befund • aktueller Behandlungsplan (ggf. Anpassung im Rahmen A4) • Krisenplan, Information zu Krisenplan und Notfallmedikation für (g-)HA (ja/nein)
Anmerkungen	• FÄ-Mangel, insbesondere in ländlichen Gebieten • Zudem wird die Altersdepression zumeist unterschätzt bzw. nicht rechtzeitig diagnostiziert.
Interviews	FAE; HAE I; HAP
Anknüpfende Module	alle Interventionsmodule ab I2, ggf. alle K-Module ab K3

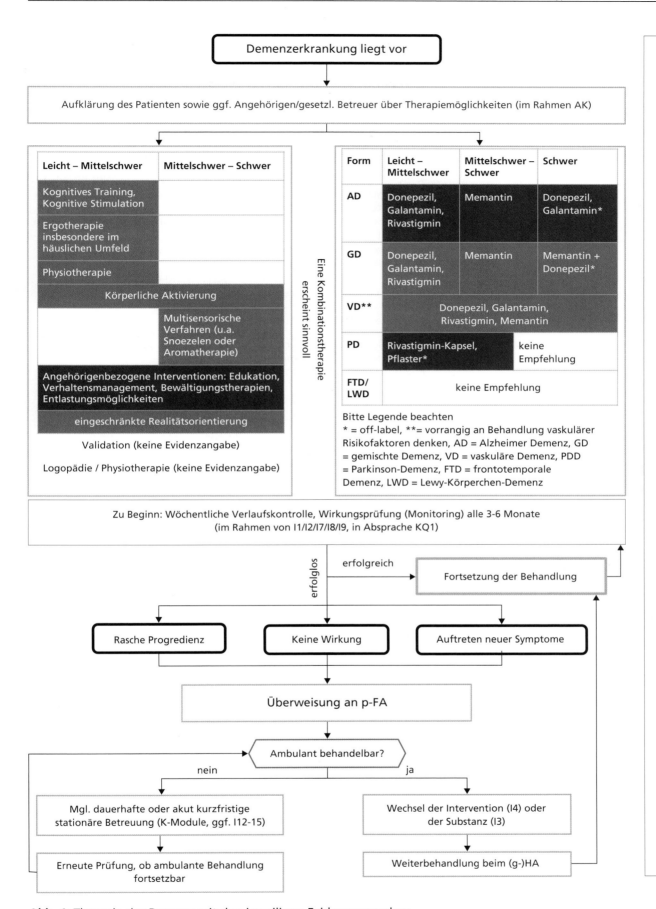

Abb. 4: Therapie der Demenz mit den jeweiligen Evidenzvermerken
Quelle: Grundlage: DGPPN 2009, Anpassung nach Veröffentlichung NVL notwendig.

I3

Medikamentöse Behandlung (B)	
Ziele	• *Symptome* werden *kontrolliert bzw. reduziert* und/oder verlangsamt. • Es wird ein möglichst langer Erhalt der noch vorhandenen Funktionen sowie des Verbleibs in der vertrauten Umgebung und damit verbundener Erleichterung der Pflege realisiert.

Voraussetzungen	• *A1/A2-A4 ist abgeschlossen.*
	• Pharmakotherapie ist im Rahmen des Moduls A4 festgeschrieben worden.
	• Behandlung psychischer und Verhaltenssymptome erfolgt bereits oder wird notwendig.
	• Einsatz von *Psychopharmaka nur, wenn:*
	  – vorher eine psychopathologische Befunderhebung stattgefunden hat,
	  – psychosoziale Interventionen nicht effektiv, ausreichend oder verfügbar sind oder
	  – eine akute Eigen- oder Fremdgefährdung gegeben ist.
	• *med. Behandlung entsprechend der LL*

Verordnet durch	p-FA oder (g-)HA
Leistungserbringer	• *primär:* p-FA oder (g-)HA • *sekundär:* HA (in Absprache mit p-FA) • *Koordinator:* p-BP (Modul I7) oder HKP (Modul I8)
Aufgaben	
Allgemein	• *Aufklären* über med. Behandlung im Rahmen von Modul AK • *Monitoring der Wirkungen* und unerwünschten Arzneimittelwirkungen (UAW) unter Beachtung der Komorbidität und spezieller Patientenmerkmale (Adhärenz)

(g-)HA	• *Überweisung an p -FA bei Unklarheiten und Unsicherheit* indiziert
	• nach Rücküberweisung:
	  – kann das vorgeschlagene Behandlungsschema aufgenommen und weitergeführt werden
	  – Monitoring in regelmäßigen Abständen

p-FA oder (g-)HA	• Umsetzen einer *evidenzbasierten medikamentösen Behandlung*
	• Kontrolle von Nebenwirkungen, z. B.: Erbrechen, Übelkeit, Schwindel, Appetitlosigkeit, Diarrhö, Kopfschmerzen, Bradykardien, Synkopen
	• Monitoring von Wechselwirkungen mit weiterer Medikation, Absprache mit
	• (g-)HA und anderen Ärzten (s. auch KQ1, A4, indizierte I-Module)
	• *Weiterbehandlung nur, wenn:*
	  – Wirkungen im Hinblick auf kognitive, allgemeine, funktionelle und/oder verhaltensbezogene Symptome deutlich werden
	  – eine regelmäßige Erhebung der Symptomveränderungen stattfindet
	• ggf. nach Anpassung: Rücküberweisung an (g-)HA

p-BP oder HKP	• *Monitoring der Adhärenz,* Unterstützung und Begleitung des Patienten • Informationsaustausch mit p-FA/(g-)HA, meist im Rahmen der Behandlungskonferenzen (KQ1) • ggf. Aufklärung des Patienten oder gesetzl. Betreuers
Ort	• Praxis des p-FA/(g-)HA • Monitoring und Unterstützung durch p-BPs: aufsuchend bzw. in den Räumen des Anbieters (Modul: I7)
Aufwand	Aufwand in Modul I1 und I2 bereits enthalten
p-FA/(g-)HA	• zu Beginn oder nach substantiellen Änderungen nach 1,5–3 Monaten, ansonsten alle 6 Monate

Medikamentöse Behandlung (B)	
	• Beendigung: variabel; abhängig von Schwere, Verlauf, Ausmaß funktioneller Einschränkungen etc. • Kosten für die Medikamente
p-BP	• ggf. Unterstützung im Monitoring (im Rahmen I7)
Ergebnis-dokumentation	• festgelegte Standard- und Bedarfsmedikation; auch im Behandlungsplan aktualisieren • Wirksamkeit und Verträglichkeit inkl. Nebenwirkungen und Interaktionen
Anmerkungen	• Problematisch ist die *unzureichend medikamentöse Versorgung* wie auch die nicht ausreichende, z. B. kurzfristige oder unregelmäßige Therapie mit Antidementiva. Zumeist zeigt sich eine Wirksamkeit erst nach Monaten. • Die medikamentöse Therapie wird zumeist *nicht leitliniengerecht* umgesetzt. • Aus *Kostengründen* (Budgetierung) besteht sowohl beim HA als auch FA Zurückhaltung bzgl. der Verschreibung einer pharmakologischen Therapie (Generika sind verfügbar).

Implementierungs-hinweise	• *Die medikamentöse Therapie sollte in jedem Fall mit nicht-medikamentösen Verfahren ergänzt werden.*
	• Der DGPPN-Leitlinie zufolge sollte eine bedarfsgerechte Versorgung mit Antidementiva kontinuierlich erfolgen.
	• Die DEGAM zeigt auf, dass es notwendig ist, Kriterien zum Absetzen der Medikation zu definieren, da eine Dauermedikation nach ihrer Sicht nicht sinnvoll erscheint. Hier können z. B. die Angehörigen wertvolle Hinweise geben.
	• Die Bewertung der Antidementivabehandlung sollte in enger Abstimmung mit den Angehörigen erfolgen, ggf. über das Instrument NOSGER.
	• Die Verabreichung von Ginkgo (240 mg Dosierung) ist nach dem positiven IQWIG-Bericht zu diskutieren.
	
	Umgang mit Non-Respondern:
	
	• Insbesondere für Patienten mit milderer Demenz sind computergestützte Erinnerungssysteme oder Tele-/Onlinemonitoring geeignet, um die Compliance zu überwachen und zu fördern.
	• Zur Reduktion medikamentenbezogener Non-Compliance sollten folgende Punkte beachtet werden:
	  – Nicht mehr Medikamente als notwendig einsetzen (unter Berücksichtigung der Multimorbidität),
	  – maßgeschneiderte Dosierung,
	  – Koordination der jeweiligen Dosierungspläne,
	  – Beachten der persönlichen Eigenschaften der Patienten: Unabhängigkeits- und Sicherheitsaspekte, kognitiver Status, Stimmung, Selbstwirksamkeit, besondere Lebenssituation.

Leitlinien	• Acetylcholinesterase-Hemmer: LLFA 2009, E27 • Vergabe der höchsten verträglichen Dosis: LLFA, E28 • Auswahl eines Acetylcholinesterase-Hemmers: LLFA, E29 • Vergabezeitraum von Acetylcholinesterase-Hemmern: LLFA, E30 • Absetzen der Medikamente: LLFA, E30 • Wirksamkeit von Donepezil: LLFA, E33
Weitere Literatur	Arlt et al. 2008; Cooper et al. 2005; Donath et al. 2010; Froelich et al. 2009; Jessen und Maier 2007
Interviews	FAE; HAE I; HAP; FAP; PfE; PE
Anknüpfende Module	I4, ggf. K4

I4

	Nicht-medikamentöse Interventionen (B)
Ziele	• Krankheitsbewältigungsstrategien und *Lebensqualität der Patienten und Angehörigen* werden *verbessert.* • *Bestehende Ressourcen/Fähigkeiten*, z. B. noch vorhandene Wahrnehmungs- und gestaltungsorientierte Fähigkeiten, werden *aktiviert.* • Die Ausdrucks- und Interaktionsfähigkeit wird verbessert. • Darüber hinaus werden der Verhaltensbereich und der Bereich affektiver Beteiligung angesteuert.
Voraussetzungen	• im Behandlungsplan festgeschrieben (Modul: A4) • *bei Auftreten herausfordernden Verhaltens: verstehende Diagnostik* wurde durchgeführt (z. B. mit IdA, STI-D), möglichst im Rahmen interdisziplinärer Fallbesprechungen (z. B. KQ1)
Verordnet/ überwiesen durch	ggf. durch p-FA oder (g-)HA
Patienten- eigenschaften	• *über alle Schweregrade hinweg:* Künstlerisch-kreative Therapien, Reminiszenzverfahren, Validation, eingeschränkt Realitätsorientierung (s. Anmerkung), körperliche Aktivierung, ergänzend angehörigenzentrierte Interventionen • *bei leichter bis mittelschwerer Demenz* (Indikation v. a. bei einer kognitiven Beeinträchtigung): Kognitives Training (ganzheitliche Aktivierung, Gruppenprogramme zur kognitiven Stimulation und verhaltenstherapeutische Maßnahmen (gekoppelt mit psychoedukativer Einbeziehung Angehöriger), kognitive Stimulation, Physiotherapie, Ergotherapie (insbes. im häuslichen Umfeld), Logopädie • *bei mittlerer bis schwerer Demenz:* Multisensorische Verfahren (z. B. Snoezelen oder Aromatherapie), mitarbeiterzentrierte Interventionen zu Verhaltensmanagement
Leistungserbringer	• p-FA/(g-)HA • Leistungserbringer entsprechend der Indikation
Aufgaben	*Aufklärung* über die Intervention im Rahmen von Modul AK
p-FA oder (g-)HA	• psychiatrische und somatische *Voruntersuchungen* (im Rahmen A1/A2, I1/I2) • soweit krankheitsbedingt möglich: Aufklären des Patienten oder gesetzl. Betreuers über die Behandlung evtl. möglicher Nebenwirkungen (z. B. über Umfang, Ablauf, Wirklatenz) • Aushändigen der Informationsbroschüre über regionale Leistungsanbieter, falls noch nicht geschehen (A4) • Überweisen und Weiterleiten erforderlicher Informationen mit Zustimmung des Patienten • Mithilfe bei der Vermittlung einer Therapiemöglichkeit in *Kooperation mit pflegerischen und therapeutischen Leistungserbringern* • Durchführen der jeweiligen Behandlung bzw. Überweisung • Hinweis auf »Verordnungsfähigkeit« der einzelnen Angebote (Erstattungsfähigkeit von Krankenkassen)
sonstige Leistungserbringer	• soweit krankheitsbedingt möglich: Aufklären des Patienten über Vorgehen bei der Intervention • Erstellen eines *individuellen Therapiekonzeptes* • Durchführen der jeweiligen Behandlung • *Rückmeldung/Absprache mit p-FA und/oder (g-)HA bzw. p-BP*
p-BP	• *Hilfe bei der Vermittlung einer Therapiemöglichkeit* • Rückmeldung/Absprache mit p-FA und/oder (g-)HA (KQ1)
IV-Netzwerk- manager	• Informationsvermittlung über regionale Angebote im Bereich der nicht-medikamentösen Interventionen (KQ-Module)

Nicht-medikamentöse Interventionen (B)	
Ort	• Praxis des p-FA oder (g-)HA • geeignete Einrichtungen (z. B. (teil-)stationäre Einrichtungen) • wenn möglich zugehend/aufsuchend • möglichst dieselben Räume bei jeder Sitzung nutzen
Aufwand	• individuell je nach Indikation, möglichst gleiche Abstände/Tageszeiten • teilweise in KQ1 dokumentiert • Festlegen der Verordnungsmenge vom p-FA oder (g-)HA (A4)
Ergebnis-dokumentation	• Arztbrief nach Abschluss der Behandlung • Überweisungen • Verlaufskontrolle dokumentieren • ggf. Einwilligungserklärung/Schweigepflichtentbindungserklärung
Anmerkungen	• Die *Studienlage* zu nicht-medikamentösen Interventionen ist *unzureichend*. • Viele existierende demenzspezifische Verfahren lassen sich aufgrund fehlender operationaler Definitionen nur schwer abgrenzen. • Die Interventionen können den Krankheitsverlauf nicht aufhalten bzw. abmildern. • Viele Interventionen werden zumeist stationär angeboten. • Aus budgetären Gründen werden die Interventionen häufig nicht verschrieben oder zurückhaltend angewendet. Ausnahme sind die Leistungen im Rahmen SGB XI. Hier gibt es gesetzlich festgelegte Leistungshöhen. So sind z. B. kognitive Interventionen als Gruppenangebote über SGB XI (§ 45b) abrechenbar (Einstufung/Antragsverfahren). • *Ob Interventionen im Gruppen- oder Einzelsetting besser geeignet sind, ist im Einzelfall zu entscheiden.* Im Rahmen einer Gruppentherapie können folgende Faktoren die Teilnahme in einer Gruppe einschränken: eingeschränkte Motivation, Betroffener empfindet Austausch als bedrohlich, Bestehen einer Anosognosie, störende Verhaltensweisen. • Von der *Realitätsorientierung* (ROT) können aufgrund seiner Fokussierung auf Kognitionsverbesserungen Menschen mit schwerer Demenz mit fehlender Erkenntnis eigener Orientierungsdefizite oft nur wenig profitieren, wodurch *ROT bei hohem Schweregrad nur eingeschränkt zu empfehlen* ist.

Implementierungs-hinweise	• Ergotherapeuten bedürfen eines angepassten Behandlungsmanuals zur Evaluation ihrer Arbeit und einer intensiven Schulung.
	• Mglw. Indikation Modul I10/I11/I13, da durch eine ca. vierwöchige (teil)stationäre Betreuung eine Reduktion der Depressivität und Belastung bei Angehörigen sowie eine Abnahme der Depressivität und anderer psychopathologischer Störungen beim Patienten erreicht werden könnte.
	• Nicht-medikamentöse Interventionen sind teilweise mit Inanspruchnahmebarrieren, z. B. finanzielle Belastungen, Unkenntnis, Stigmatisierung oder Entfernung, behaftet. Eine gezielte Beratung und Information kann helfen, diese abzubauen.
	• *Psychosoziale Interventionen* sollten bei Möglichkeit zunächst als *erste Alternative* und *dann in Kombination mit pharmakologischen Therapieansätzen* erfolgen, um den Output zu erhöhen.
	• Beim Einsatz gruppentherapeutischer Verfahren, insbesondere im Rahmen der zunehmenden Defizite der Teilnehmer, sollten folgende Punkte bedacht werden:
	  – ein möglichst homogenes Profil der Teilnehmer anstreben,
	  – Themenkomplexität reduzieren,
	  – Bemühungen um Fokussierung treffen,
	  – Häufigkeit von Themenwiederholungen erhöhen,
	  – Verwendung von zusätzlichen Materialien.
	• Vor einer angehörigenbasierten Intervention für Angehörige sollte eine gerontopsychiatrische Fachberatung durch eine dafür versierte Beratungsstelle erfolgen.

Nicht-medikamentöse Interventionen (B)	
	• Implementiert werden sollten auch Angehörigen- und Demenzgruppen. • Kognitive Interventionen als Gruppenprogramme sind abrechenbar als SGB XI Leistung. • Vorhandene Netzwerke im Sozialpsychiatrischen Verbund sollten zur Vermeidung von Doppelstrukturen/Erhebungen genutzt werden. • Da bei jeder Art von kognitivem Training für die Betroffen eine erhebliche Frustrationsgefahr besteht, müssen alle Interventionen das individuelle Bildungsniveau, kognitive Aktivitäten vor Erkrankungsbeginn und das Niveau der bestehenden Fähigkeiten berücksichtigen. Die Fokussierung auf patientenrelevante Aufgaben und die Identifikation aktueller Aktivitätsressourcen können für ein gezieltes Training bedeutsam sein. • Musiktherapie: Eine aktive Musiktherapie kann geringe Effekte auf psychische und Verhaltenssymptome bei Menschen mit Demenz haben, eine rezeptive Musiktherapie mit biografischem Bezug kann deeskalierend wirken. • Zentrales Ziel ist die Verbesserung der Lebensqualität; zur begleitenden Evaluation kann z. B. das Heidelberger Instrument zur Lebensqualität Demenzkranker (HILDE) herangezogen werden.
Weitere Literatur	Hüll und Wernher 2010; Hirsch 2001; Kunzmann et al. 2005; Neal und Barton Wright 2003; Nocon et al. 2010; Romero 2004; Voigt-Radloff, Schochat und Heiss 2004; Oswald et al. 2001; Kratz 2007; Bartholomeyczik et al. 2007; Schaub 2006; Gräßel et al. 2011; Gräßel et al. 2010; Hirsch 2008; Grossfeld-Schmitz et al. 2010; Becker et al. 2006; Kunzmann et al. 2005
Interview	PfE
Anknüpfende Module	I5, ggf. I3

I5

Psychoedukative Intervention (PEI) (B)	
Ziele	• Patient oder gesetzl. Betreuer und Angehörige sind ausführlich über die Erkrankung (Symptomatik, Ursachen, Verlauf) und die Behandlungsoptionen informiert. • Sowohl der Patient als auch Angehörige *lernen, mit der Erkrankung umzugehen* und können ihre Folgen besser annehmen und einschätzen.
Voraussetzungen	im Behandlungsplan festgeschrieben (A4)
Verordnet/ überwiesen durch	p-FA oder (g-)HA
Patienteneigenschaften	• alle Patienten/Angehörigen, die kognitiv dazu in der Lage sind und noch keine PEI erhalten haben • PEI nur sinnhaft bei Früherkrankten, im späteren Stadium PEI vorrangig für Angehörige/Bezugspersonen
Leistungserbringer	p-BP, p-FA, PT, Psychologe, Ergotherapeut, Logopäde, Physiotherapeut, Sozialpädagogen/-arbeiter
Aufgaben	
Durchführung	• *Durchführen* der Aufgaben entsprechend *PEI-Manual* • Durchführen der PEI in erkrankungsspezifischen Gruppen (für an Demenz Früherkrankte mit *max. 10 Teilnehmern*) entsprechend den Vorgaben des Manuals (in schwierigen Fällen: psychoedukative Intervention als Einzelsitzung)

	Psychoedukative Intervention (PEI) (B)
	• *Krankheitsinformation* bzgl. Symptomatik, Verlauf, Ursachen und Behandlung • »Anleitung zur Selbstbeobachtung« bzgl. Stimmung, Schlaf, etc. • *Alltagsgestaltung* und Reduktion von Belastungen
Nachbereitung	• bei Interesse Entwicklung einer *unterstützenden Selbsthilfegruppe* (sozialer Kontakt, Peer-to-Peer-Hilfe, Angehörigengruppen); Schaffung der notwendigen Gruppenstrukturen und organisatorische Klärung im Rahmen der PEI-Stunden • Nachbereitung, insbesondere *Evaluation* der Gruppe
Ort	in der Praxis des Leistungsanbieters oder in anderen geeigneten Räumlichkeiten
Aufwand	• Jeder Patient und/oder Angehörige sollte mindestens einmal eine PEI erhalten (zumeist in Form von Gruppengesprächen). • Der weitere Aufwand orientiert sich an den Vorgaben des ausgewählten Manuals. • Vor- und Nachbereitungszeit • Regiekosten (Getränke, Gebäck etc.)
Ergebnis-dokumentation	• Dokumentation PEI (stattgefunden ja/nein) • Dokumentation der Teilnehmer • Evaluationsbögen • Einverständniserklärung bei Gruppen mit Angehörigen
Anmerkungen	• Selbsthilfe- und unterstützende Gruppen haben zum einen die Selbstbestimmung der Teilnehmer als Merkmal, zum anderen kann eine professionelle Leitung eine wichtige Moderationsfunktion übernehmen. Über das Kriterium, ob eine *Gruppe ohne oder mit (professioneller) Leitung* bestehen soll, herrscht jedoch Uneinigkeit. Hierüber muss *individuell*, z. B. nach Demenzstadium und Bereitschaft der Teilnehmer, entschieden werden. • »*Unterstütze Selbsthilfegruppen*« existieren in Deutschland zurzeit nicht in ausreichendem Maße. Zudem erfordern sie einen hohen Grad an Selbstbestimmung der Teilnehmer.
Implementierungs-hinweise	*Der Einsatz dieses Moduls ist abhängig vom Stadium der Erkrankung.* • In schwierigen Fällen sollte PEI in Form von Einzelsitzungen stattfinden. • Es sollten möglichst zwei Personen die PEI durchführen. • Vor Beginn der PEI sollte geprüft werden, inwieweit Patienten, die bereits eine PT erhalten haben, aktuell von einer PEI profitieren, z. B. als Auffrischung. Es sollte ein Abgleich relevanter Inhalte beider Interventionen stattfinden. • Bei der Durchführung von psychoedukativen Programmen sollte im Vorfeld ein Assessment bzgl. der Nöte und Bedürfnisse der zu Pflegenden erfolgen. • *PEI sollte in andere psychosoziale Interventionen, z. B. im Rahmen I4, integriert werden.* • Der gezielte Einbezug der Pflegenden in den therapeutischen Prozess durch gezieltes Training in klientenzentrierten und multimodalen Strategien, z. B. zur Förderung von Selbständigkeit oder zum Abbau von auffälligem Verhalten, wird als substantieller Bestandteil der Therapie wahrgenommen. • *Bei der Durchführung »unterstützender Selbsthilfegruppen« sollte* die dienstleistungsorientierte moderierende Rolle durch einen beruflichen Begleiter übernommen werden.
Weitere Literatur	Wilz, Große und Kalytta 2011; Romero 2009; Jost, Voigt-Radloff, Hüll, Dykierek und Schmidtke 2006; Werheid und Thöne-Otto 2010; Haberstroh et al. 2010
Anknüpfende Module	I4

I6

	Psychotherapie (E)
Ziele	• Selbstsicherheit, Selbstständigkeit, Identität und Wohlbefinden des Patienten werden gefördert. • Soziale Fähigkeiten werden verbessert. • Die Lebensqualität wird so weit wie möglich erhalten. • Der Patient hat *Strategien zum Umgang mit der Erkrankung* erlernt.
Voraussetzungen	• festgeschrieben in A4 • *Hauptindikation: leichte bis mittelschwere Demenz* • Bedarf des Patienten und/oder Angehörigen • Auftreten psychischer Symptome, bspw. Wahnvorstellungen, Verkennungen, Halluzinationen, affektive Störungen, Manien, Persönlichkeitsveränderungen, Verhaltensprobleme, Aggressionen, Depressionen • *Psychotherapiemotivation* seitens des Patienten und/oder des Angehörigen
Verordnet/ überwiesen durch	p-FA/(g-)HA
Patienten- eigenschaften	• bei leichter Demenz zur Krankheitsaufklärung, Einführung von Gedächtnishilfen und psychotherapeutischen Bewältigungshilfen • Motivation zur PT
Leistungserbringer	PT, (klinische) (Neuro-)Psychiater
Aufgaben	*Aufklärung zur Psychotherapie* im Rahmen von Modul AK
p-FA/(g-)HA	• erstes Aufklären des Patienten (z. B. über Umfang, Ablauf, Wirklatenz) • Aushändigen der Informationsbroschüre überregionaler Leistungsanbieter (falls nicht bereits im Rahmen von Modul A4 geschehen) • Überweisen und Weiterleiten erforderlicher Informationen mit Zustimmung des Patienten • ggf. Mithilfe bei der Vermittlung eines Therapieplatzes
PT	• bei leichter Demenz und abhängig vom Zustand und den Bedürfnissen der Betroffenen: *individuelle Therapiesitzungen* (evtl. mit Angehörigen) zur Krankheitsaufklärung (auch im Rahmen von I5 mgl.) • Einführung von Gedächtnishilfen und *psychotherapeutischen Bewältigungshilfen* (siehe Programm »Kordial«) • ggf. Verlaufsbeobachtung • Früherkennung (auch für nächste Krankheitsphase: Symptomwahrnehmung; Eigen-/Fremdanamnese, ggf. Demenz-Test) • ggf. neurologische Untersuchung • regelmäßiges Monitoring mit genauer Wirkungsprüfung und Entscheidung über Fortführung der Therapie nach ca. 4–8 Wochen
p-BP	• ggf. Mithilfe bei der Vermittlung eines Therapieplatzes
Alle an der Versorgung Beteiligten	*Kooperation und Zusammenarbeit:* • Einholen einer schriftlichen Einverständniserklärung zur Entbindung der Schweigepflicht, um Austausch mit p-FA/(g-)HA und p-BP zu ermöglichen • Absprache und Rückmeldung mit/an p-FA/(g-)HA mit schriftlicher Rückmeldung nach Festlegung der Therapieziele und zum Abschluss der Therapie • ggf. Teilnahme an Behandlungskonferenzen (KQ1) • ggf. Gewährleistung der Erreichbarkeit des Angebotes
Ort	PT-Praxis, in einer (gerontopsy.) Tagesklinik, in einer (gerontopsy. oder gerontopsychosom.) Fachklinik/-abteilung/-station, wenn möglich: zu Hause oder im Altenheim

Psychotherapie (E)	
Aufwand	• variabel • Durchführung je nach Zielstellung in der Gruppe sowie als Paar- oder Familientherapie
Ergebnis-dokumentation	• Dokumentation, Weiterleitung Informationen an zuweisenden Arzt/an die an der Behandlung Beteiligten • Arztbrief für p-FA/(g-)HA (nach Festlegung der Therapieziele und bei Beendigung der Therapie) • Verlaufskontrolle mittels MMST • Einverständniserklärung (zum Austausch mit p-FA/(g-)HA und ggf. p-BP sowie zur Teilnahme an Behandlungskonferenzen)
Anmerkungen	• Psychotherapeuten vermeiden häufig die Behandlung von Menschen mit Demenz aufgrund von Unsicherheiten bzgl. des Krankheitsverlaufs und demenzspezifischer Defizite. • Entsprechende psychotherapeutische Angebote sind oft nur in größeren Städten umsetzbar. • Aufgrund der vorwiegend städtischen Praxisstandorte von PTs, setzt die Intervention hohe Mobilität von Betroffenen und Angehörigen voraus. • Der HA überweist wegen Unkenntnis über PT, z. B. als Methode zur Gesundheitsförderung, den Patienten nicht an einen Therapeuten. • Ältere Menschen kennen die Bedeutung der PT nicht und sind nur schwer für diese zu motivieren. • Patient vertraut mehr auf medikamentöse und somatische Behandlungsmöglichkeiten. • Es liegt eine erschwerte Zugangsweise zu einem psychotherapeutischen Behandlungsplatz vor, z. B. lange Wartezeiten, Behandlungspräferenz seitens der PTs. • Von einer Teilnahme eines Menschen mit leichter Demenz an der PT könnten Angehörige eher profitieren; *Ansätze für schwere Demenzformen sind bisher kaum bekannt.*
Implementierungs-hinweise	• Regionale Verfügbarkeit von PTs mit gerontopsychiatrischer Ausrichtung sollte gewährleistet sein. • Die Implementierung eines zugehenden psychotherapeutischen Angebots, z. B. in die häusliche Umgebung des Betroffenen, ist notwendig. • Kooperation zwischen niedergelassenen Therapeuten, Gemeinschaftspraxen o. ä. Eine Organisationsform könnte das Angebot von Gruppentherapien sowie flexibleren Terminen fördern (KQ). • Einbezug von allen professionellen Helfern, z. B. HA, FA, Mitarbeiter eines ambulanten Pflegedienstes oder eines Altenheimes, und engeren Bezugspersonen, bspw. Partner oder Familienangehörige.
Weitere Literatur	Hirsch 2008; Werheid und Thöne-Otto 2010; Kurz et al. 2008a; Hirsch 2010; Haupt und Wielink 2006; Schaub 2006
Anknüpfende Module	ggf. I5, I7, I2, I11

I7

Ambulante (geronto-)psychiatrische Pflege (SGB V) (B) – Kontinuierliche Betreuung über die p-BP (B) –	
Ziele	• *Behandlungen und sonstige Hilfen* für den Patienten/Angehörigen sind *koordiniert.* • Krisen können verhindert werden. • Patient ist gut in die Versorgungsstrukturen eingebunden. • Lebensqualität wird gefördert. • Wohnen in Einrichtungen der stationären Altenpflege (nach §43 SGB XI) kann *verzögert bzw. vermieden* werden.

	Ambulante (geronto-)psychiatrische Pflege (SGB V) (B) – Kontinuierliche Betreuung über die p-BP (B) –
Voraussetzungen	• festgeschrieben über A4 • Absprache einer kontinuierlichen Betreuung über A5 • Ausleitung über I16 • p-BP sollte gerontopsychiatrisch ausgebildet sein.
Verordnet durch	p-FA/(g-)HA
Leistungserbringer	p-BP

Aufgaben	• Auf-/Ausbau der Pflege- und Behandlungsadhärenz
	• Installation eines dauerhaften ärztlichen Behandlungsnetzes
	• Verhinderung von Krisen bzw. ambulante Bewältigung
	• Unterstützung bei der Bewältigung der Alltagsorganisation, Aktivierung und Ressourcenförderung
	• Durchführen der *Pflegediagnostik* (z. B. nach Rand A. Mortensen (1998))
	• ggf. Schmerzmanagement
	• Umsetzung *pflegetherapeutischer Maßnahmen*
	• *Unterstützung* bei der Selbstpflege des *pflegenden Angehörigen*
	• Hilfe zur Orientierung und zur sozialen Integration
	• Unterstützung des Nebenwirkungsmanagements und des Gesundheitsverhaltens im Allgemeinen, z. B. Vermittlung der Ernährungsberatung, Diabetikerschulung, etc.
	• Unterstützung bei der Eingliederung in die vorhandenen Versorgungsstrukturen, z. B. Sicherung der Erreichbarkeit von Leistungserbringern
	• ggf. Vorbereitung und Unterstützung im Rahmen des Einzugs ins Heim
	• Überleitungspflege
	
	• *Monitoring* von:
	  – Pflegediagnostik, -planung und -intervention
	  – Medikamentenadhärenz und Nebenwirkungen (Modul: I3)
	  – Rückmeldung der Monitoringergebnisse an p-FA/(g-)HA sowie ggf. PT (im Rahmen des Moduls KQ1)
	
	• *Fallmanagementaufgaben:*
	  – Unterstützung bei der Umsetzung des Behandlungsplans, z. B. Module: A4 und I-Module
	  – Koordination von Unterstützungsangeboten (I-Module ggf. kontinuierlich anregen, erinnern, Termine vereinbaren und vorbereiten)
	  – Leistungen im Rahmen anderer Module, z. B. Umsetzung und ggf. Anpassung des Pflegeplans (A5), kontinuierliche Rückmeldung/Austausch mit p-FA/(g-)HA (KQ1), Angehörigenarbeit und Umfeldbegleitung (I10), Integration in weitere Versorgungsangebote (I14), Krisentelefon und Krisenintervention (K1, ggf. K2)
	  – ggf. Initiierung einer gesetzlichen Betreuung, wenn keine Vorsorgevollmacht vorliegt oder Maßgaben daraus nicht gewährleistet sind
	  – ggf. Überleitung in Pflegeleistungen und niedrigschwellige Betreuungsangebote nach SGB XI und andere Behandlungsmodule
	  – ggf. Einbezug von PIA/SpDi , z. B. bei notfallmäßigem Klinikeinweisungsbedarf
	  – Verweis an psychiatrischen Dienst, z. B. bei Klinikeinweisungsbedarf

Ort	aufsuchend oder in den Räumen der APP oder telefonisch
Aufwand	variabel je nach Aufgabe

Ambulante (geronto-)psychiatrische Pflege (SGB V) (B) – Kontinuierliche Betreuung über die p-BP (B) –	
Ergebnisdokumentation	• Pflegedokumentation (Pflegediagnose, -planung und -interventionen) • Angehörige sind ggf. informiert • Dokumentation der Fahrten (Fahrtpauschale)
Implementierungs-hinweise	• Rechtliche und ethische Aspekte sollten beachtet werden, insbesondere im Umgang mit Suizidversuchen und suchtkranken Menschen. • Pflegerelevante Grundlagen der Gerontopsychiatrie sollten bei der APP vorhanden sein. • Vermittlung an weitere Akteure, z. B. FA oder Beratungsstellen, wenn z. B. Anfragen von Menschen mit Demenz oder deren Angehörigen durch die p-BP nicht bearbeitet werden können (Beratungsumfang, Wissensmangel). • Eine strikte *Trennung von APP (SGB V), HKP (SGB V) und AP (nach SGB XI)* wäre für die Versorgung eines Menschen mit Demenz *kontraproduktiv und sollte möglichst vermieden werden.* Eine enge Kooperation muss gewährleistet sein. In der Kooperation im Rahmen des Behandlungspfades hat die APP die Steuerungsfunktion.
Weitere Literatur	Bartholomeyczik et al. 2007
Interview	APPP
Anknüpfende Module	• KQ1, indiziert: I17 • enge Absprachen mit I8, I9 • ggf. Begleitung der im Behandlungsplan festgeschriebenen I-Module

I8

Häusliche Pflege (HKP, nach §132a Abs.2 SGB V) (E) – Kontinuierliche Betreuung über einen Pflegedienst (E) –	
Ziele	• Eine weitestgehend eigenständige und selbstbestimmende Lebensführung wird ermöglicht. • Ein *Krankenhausaufenthalt* wird verkürzt oder *vermieden.* • Angehörige werden entlastet (§ 37 Abs.1 SGB V). • Wohnen in Einrichtungen der stationären Altenpflege (nach §43 SGB XI) kann *verzögert* bzw. *vermieden* werden. • Die Sicherung des ärztlichen Behandlungsziels wird gewährleistet (§ 37 Abs.2 SGB V). • Die Übernahme der Behandlungspflege in der Häuslichkeit durch maßgeblich Angehörige wird unterstützt.
Voraussetzungen	• ggf. bereits vermerkt im Modul A4 • Verordnung durch einen Arzt • Genehmigung der Krankenkasse
Patienten-eigenschaften	behandlungsbedürftige somatische Komorbidität
Leistungserbringer	Zugelassener häuslicher somatischer Pflegedienst (Voraussetzung zur Leistungserbringung s. Landesrahmenvertrag Nds. nach §132a Abs.2 SGB V)
Aufgaben	
Alle	• *Aufklärung zur HKP* im Rahmen von Modul AK • ggf. gemeinsame Besuche von (g-)HA oder p-FA mit ambulanten Pflegekräften bei den zu betreuenden Patienten • enge Kooperation mit (g-)HA/p-FA

	Häusliche Pflege (HKP, nach §132a Abs.2 SGB V) (E) – Kontinuierliche Betreuung über einen Pflegedienst (E) –
p-FA/(g-)HA	• Ausstellen der ärztlichen *Verordnung der HKP* mit Beschreibung zum Bedarf der entsprechenden Leistungen (Welche? Wie oft? Diagnose?) • ggf. Aushändigen eines Informationsblattes zu ambulanten Pflegedienstanbietern der Region
Pflegefachkraft	• Maßnahmen der Grundpflege und hauswirtschaftlichen Versorgung (§ 37 Abs.1 SGB V) • Anleitung, Beratung und Kontrolle von Patienten oder Personen (maßgeblich Angehörige) bei Maßnahmen der Grundpflege, bei initialer Unfähigkeit und vorhandenem Lernpotenzial • Maßnahmen der Behandlungspflege – wie Blutdruckmessung, Medikamentengabe etc. (§ 37 Abs.2 SGB V) • Anleitung, Beratung und Kontrolle von Patienten oder Personen (maßgeblich Angehörige) bei Maßnahmen der Behandlungspflege in der Häuslichkeit, bei initialer Unfähigkeit und vorhandenem Lernpotenzial • ggf. enge Kooperation mit APP-Dienst (besondere Berücksichtigung der Interaktionsprobleme psychiatrischer mit somatischer Medikation), und ambulantem Pflegedienst (AP) mit SGB XI Leistungen • enge Kooperation mit (g-)HA/p-FA • Erbringen der verordneten *Leistungen im Rahmen der allgemeinen Pflege* bzw. der Grundpflege • *Erstellen* und Durchführen von *Pflegeanamnese, -planung und -zielen* • enge Absprachen mit p-BP, (g-)HA/p-FA (im Rahmen KQ1) • Monitoring der eigenen Arbeit, z. B. über MMST • *Monitoring* der Medikamenteneinnahme • *Wahl- und Serviceleistungen*, z. B. Vermittlung begleitender Dienste wie Mahlzeitendiensten, Hilfen im Haushalt, Besuchsdienste, Fahrdienste, Beratungen zu Leistungen bei Friseur und Kosmetik, zur Versorgung von Pflanzen und Tieren im Falle eines KH-Aufenthaltes, usw.
Ort	aufsuchend (in der Häuslichkeit)
Aufwand	• bedarfsorientiert variabel • bedarfsgerecht auf der Grundlage der ärztlichen Verordnung und vertraglichen Leistungen
Ergebnis-dokumentation	• Schweigepflichtentbindungserklärung eingeholt. • Dokumentationsmappe liegt vor. • Jeder Besuch wird mit der Dokumentation der entsprechenden Leistung dokumentiert. • Pflegebericht wird kontinuierlich geführt. • Ggf. Rückmeldungen an Ärzte oder p-BP separat vermerken.
Anmerkungen	• Refinanzierungsmöglichkeiten für die oftmals zeitaufwändige Versorgung von Demenzerkrankten in der Häuslichkeit bestehen derzeit nicht. • *Aufgrund der derzeitigen Leistungskomplexlogik haben Pflegedienste nur eingeschränkt die Möglichkeit, ein demenzspezifisches Versorgungssetting aus pflegerischer Sicht zu gestalten.*
Implementierungs-hinweise	• Ein ambulanter somatisch tätiger Pflegedienst bzw. die HKP kann bzw. sollte ohne entsprechende Schulung und mit dem bisherigen Leistungskomplex keine zeitintensive, demenzspezifische Pflege durchführen. • *Eine Verordnung häuslicher Pflege muss grundsätzlich von niedergelassenen Haus- oder Fachärzten erfolgen.* Dabei können Krankenhausärzte in den Entlassungsbriefen an ihre niedergelassenen Kollegen Therapievorschläge machen, die von dem weiterbehandelnden Arzt bei der Verordnung berücksichtigt werden können. In diesen Fällen übernehmen die gesetzlichen Krankenkassen die Leistungen.

Häusliche Pflege (HKP, nach §132a Abs.2 SGB V) (E)
– Kontinuierliche Betreuung über einen Pflegedienst (E) –

- Eine strikte *Trennung von APP (SGB V), HKP (SGB V) und AP (nach SGB XI)* wäre für die Versorgung eines Menschen mit Demenz *kontraproduktiv und sollte möglichst vermieden werden.* Eine enge Kooperation muss gewährleistet sein. In der Kooperation im Rahmen des Behandlungspfades hat die APP die Steuerungsfunktion.
- Eine validierende Begleitung der Pflegedienste ist ratsam. Validation kann in allen Krankheitsstadien aufgrund von verschiedenen Effekten zur Anwendung kommen und wird aus ethischen Gründen im Umgang mit Menschen mit Demenz empfohlen. Trotz plausibler Arbeitshypothese und breiten Einsatzes steht ein überzeugender Wirknachweis der Validation aus.
- Wenn möglich, sollten Pflegedokumentationen der Leistungserbringer gemeinsam genutzt werden können (HKP, APP, AP und (g-)HA, p-FA).
- Hierbei sollte sichergestellt werden, dass die Dokumentationssysteme unter Berücksichtigung der Schweigepflicht (ggf. Schweigepflicht-Entbindungserklärung) allen zugänglich gemacht werden.
- Kooperationszeiten (APP, AP, (g-)HA, p-FA) als indirekte Pflegeleistungen sind monetär abzusichern.
- Effektivität der Kooperation durch Handlungsempfehlungen für die Ausgestaltung unterstützen.

Weitere Literatur	Grass-Kapanke et al. 2008; Bartholomeyczik et al. 2007
Interviews	APPP; BSt; PfP; PfE; HAE I
Anknüpfende Module	KQ-Module (insbesondere KQ1), ggf. Anpassung A4

I9

Ambulante Pflege (AP, nach SGB XI, im Rahmen der Pflegeversicherung) (E)

Ziele	• Ein *selbstbestimmter, lebenswerter Verbleib im häuslichen Bereich* ist *gesichert.* • Wohnen in Einrichtungen der stationären Altenpflege (nach §43 SGB XI) kann *verzögert* bzw. *vermieden* werden. • Eine möglichst weitgehende Selbstständigkeit im täglichen Leben wird gefördert, erhalten bzw. wiederhergestellt.
Voraussetzungen	• Feststellung der Pflegebedürftigkeit (Bereiche: Körperpflege, Ernährung, Mobilität, hauswirtschaftliche Versorgung) über Begutachtungsverfahren von Pflegefachkräften und Ärzten des Medizinischen Dienstes der Krankenkassen (MDK) auf der Grundlage der Pflegebedürftigkeitsrichtlinien (auf Antragstellung) • Der Grad der Pflegebedürftigkeit wird über Pflegestufen (maßgeblich 0 bis 3) von der Pflegekasse festgelegt. • Das Vorliegen einer erheblich eingeschränkten Alltagskompetenz nach § 45a SGB XI wird geprüft – weiteres s. Modul Niedrigschwellige Betreuungsangebote (NBA).
Patienteneigenschaften	Menschen mit erheblichen und dauerhaften Störungen in den alltagspraktischen Störungen
Leistungserbringer	ambulanter Pflegedienst mit einem Versorgungsvertrag gemäß § 72 SGB XI (häusliche Pflegehilfe) mit den Verbänden der gesetzlichen Pflegekassen in Niedersachsen
Aufgaben	• *Grundpflege* (Körperpflege, Ernährung, Mobilität) und *hauswirtschaftliche Versorgung* (Motivation, Anleitung, Teil- oder vollständige Übernahme) • *Initiierung der Versorgung* mit Pflegehilfsmitteln und *Anleitung zum Umgang*

	Ambulante Pflege (AP, nach SGB XI, im Rahmen der Pflegeversicherung) (E)
	• ggf. *Initiierung* von *Maßnahmen* zur *Wohnraumanpassung* • ggf. *enge Kooperation mit HKP-Dienst und APP-Dienst* mit besonderer Berücksichtigung von z. B. Pflegeabwehrverhalten und anderen Formen der Verweigerungshaltung (z. B. Medikamenteneinnahme) • *anlassbezogene Kooperation* mit (g-)HA/p-FA • *Beratung und Hilfestellung* von Angehörigen/sonstigen Bezugspersonen bei pflegerischen Problemen
Ort	aufsuchend (Häuslichkeit oder in der Häuslichkeit einer anderen Person (z. B. Angehöriger))
Aufwand	• bedarfsgerecht auf der Grundlage der Pflegestufe und der im Pflegevertrag vereinbarten Maßnahmen (Leistungskomplexe) • bedarfsgerecht variabel
Ergebnis-dokumentation	• *Pflegedokumentation* • ggf. Schweigepflichtentbindungserklärung
Aufwand	bedarfsorientiert variabel
Implementierungs-hinweise	• Kooperationszeiten (HKP, APP, HA, p-FA) als indirekte Pflegeleistungen sind ggf. monetär abzusichern. • Effektivität der Kooperation durch Handlungsempfehlungen für die Ausgestaltung unterstützen. • Wenn möglich, sollten Pflegedokumentation der Leistungserbringer gemeinsam genutzt werden können (HKP, APP, AP und (g-)HA, p-FA). • Hierbei sollte sichergestellt werden, dass die Dokumentationssysteme unter Berücksichtigung der Schweigepflicht (ggf. Schweigepflichtentbindungserklärung) allen zugänglich gemacht werden.
Anknüpfende Module	KQ-Module (insbesondere KQ1); Interventionen ggf. im Behandlungsplan anpassen (A4)

I10

	Angehörigen- und Umfeldbegleitung – Unterstützung für Angehörige (B) –
Ziele	• Der Angehörige ist entlastet. • Der Angehörige erhält *Unterstützung zum Erhalt der Pflege-/ Betreuungsbereitschaft und -fähigkeit.* • Erwartungen der Angehörigen an die professionellen Helfer wurden kommuniziert. • Bei Wunsch können Angehörige in ein Angehörigeninformations- und Schulungsprogramm integriert werden. • Die *Lebensqualität von pflegenden Angehörigen wird verbessert.* • Es wird Verständnis, Akzeptanz und Kooperation im sozialen Umfeld erwirkt.
Voraussetzungen	eine bzw. mehrere der folgenden *Indikationen* liegen bereits beim Angehörigen vor: • psychophysischer Erschöpfungszustand • Überschreiten der individuellen Belastungsgrenze • Trauerarbeit • reaktiv-depressive Symptomatik • Wiederauftreten eigener früherer psychischer Störungen • Auftreten eigener, nicht bewältigter Konflikte • psychosomatische Störungen • narzisstische Krise durch Identifikation und Verschmelzung mit dem Kranken

	Angehörigen- und Umfeldbegleitung – Unterstützung für Angehörige (B) –
	• Angstzustände und Panikattacken, bspw. ausgelöst durch Überforderung in der Pflege • schwierige Situationen im sozialen Umfeld ausgelöst durch krankheitsbedingte Verhaltensauffälligkeiten
Leistungserbringer	p-FA/(g-)HA, PT, Psychologe, APP, HKP, Sozialpädagogen/-arbeiter
Aufgaben	• *Informieren der Angehörigen* durch z. B. gerontopsychiatrische/psychosoziale Beratungsstellen; ggf. unterstützend Kontaktschaltung herstellen, (Beratungsschwerpunkte: SGB XI Antragsverfahren, SGB XI Leistungen, somatische Pflege SGB XI, HKP SGB V, APP, Informationen über Leistungen nach dem Familienpflegezeitgesetz (PflegeZG ab 01.01.12) sowie Hilfsangebote wie Haushaltshilfen etc., Laienhelfer/-innen oder ehrenamtliche Betreuungsdienste, Angehörigengruppen, Angehörigenschulungen, rechtliche Betreuung) • Aushändigen von Kontaktinformationen: Ansprechpartner in Krisensituationen sind Angehörige, z. B. Krisentelefon (K1) und/oder das soziale Umfeld, ggf. Freunde, Nachbarn • Aushändigen von krankheitsspezifischen Informationen
p-FA/(g-)HA	• mind. einmalig und weiterhin bei Bedarf *Angehörigengespräch im Rahmen der Module A2, A4, I2;* wenn möglich in Anwesenheit des Patienten • Konfliktklärung im Umfeld: Familiengespräche zur Beratung und Klärung familiärer krankheitsbedingter Konflikte mit gemeinsam erstellten Lösungen • *Beratung zu weiteren Unterstützungsmöglichkeiten*
PT/Psy	• *Durchführen spezieller Angebote für Angehörige*, wie z. B. Burnout-Prävention, Angehörigenschulung, präventive Beratung, Selbsterhaltungstherapie • bei Bedarf *Angehörigengespräche im Rahmen der Psychotherapie* (I6), alternativ bei Patientenpräferenz Durchführung einer Paar- oder Familientherapie • *Telefonische Angehörigenberatung* durch PT oder Psychologen mit verhaltenstherapeutischer Ausbildung zur Ressourcenförderung (siehe Programm TeleTandem)
p-BP	• Ermöglichen des Angebots der emotionalen Unterstützung • Entlastungsmöglichkeit durch mit dem Angehörigen abgeklärte *Hausbesuche* • im Rahmen der kontinuierlichen Begleitung (I7) und in Anwesenheit des Patienten: Erhebung der Fremdanamnese (bei Bedarf) und Angehörigengespräch im Laufe der ersten aufsuchenden Kontakte • Konfliktklärung im (sozialen) Umfeld: bei Patienten-/Angehörigenwunsch und in Anwesenheit des Patienten (abhängig von kognitiven Fähigkeiten des Patienten) • Angehörigenschulung durch Pflegekurse im Rahmen von SGB XI • PEI im Rahmen I5 • bei Zustimmung des Patienten: ggf. Familiengespräche zur Beratung und Klärung familiärer krankheitsbedingter Konflikte mit gemeinsam erstellten Lösungen • bei Zustimmung des Patienten, abhängig von kognitiver Leistungsfähigkeit: gemeinsam mit Patienten und ggf. weiteren Angehörigen Aufklärung über die Erkrankung • *Unterstützung beim Aufbau eines Hilfenetzes* (Beratungsstelle und APP) • Beobachten der Angehörigen bzgl. Überforderungs- bzw. Belastungserscheinungen
Ort	aufsuchend oder Praxis des p-FA/(g-)HA, PT, Psychologe oder p-BP, Pflegestützpunkte, Selbsthilfeorganisationen

	Angehörigen- und Umfeldbegleitung – Unterstützung für Angehörige (B) –
Aufwand	• Aufwand im Rahmen von I1,I2, I5, I6, I7, A2, A4 • mind. einmalig und weiterhin bei Bedarf Angehörigengespräch im Rahmen der somatisch-psychiatrischen Behandlung (zur Fremdanamnese und Aufklärung) (I1, A2) • telefonische Angehörigenberatung: ein persönliches Gespräch und sechs Telefonate
Ergebnis-dokumentation	• Dokumentation: Familiengespräch mit p-FA/HA stattgefunden (ja/nein), Angehörigen-PEI teilgenommen (ja/nein) • bei Konfliktklärung Bericht über getroffene Absprachen, bei Bedarf Fremdanamnese (nach Abklärung mit den Involvierten Weiterleitung an p-FA)
Aufwand	• 16 × 50 Min. plus ggf. 2 × 50 Min. (plus Vor- und Nachbereitungszeit) • unterschiedlich je nach Verfahren
Anmerkungen	• Herausforderndes Verhalten, das Angehörige schwer belasten kann, ist der häufigste Heimeinweisungsgrund bei Menschen mit Demenz. • Das Führen von Gesprächen in Anwesenheit der Patienten ist teilweise schwierig, da häufig keine Krankheitseinsicht beim Betroffenen da ist. • Auch ist es für Angehörige schwierig, über problematische Situationen zu sprechen, wenn die Erkrankten sich dadurch bloßgestellt oder falsch dargestellt fühlen. • Die *Inanspruchnahme entlastender Angebote* durch Angehörige ist *selbst dann niedrig, wenn* das *Angebot* den Angehörigen *bekannt oder kostenlos* ist.

Implementierungs-hinweise	• Der *Einbezug von Angehörigen* sollte *immer auch präventiv*, d. h. bereits ohne vorliegende Indikation, stattfinden.
	• Für die *Inanspruchnahme* von angehörigenspezifischen Angeboten gibt es *Barrieren*, die es zu *beachten* gilt:
	  – Angehörige möchten Demenzerkrankte nicht gern allein lassen
	  – Scham- und Schuldgefühle, Stigmatisierung
	  – finanzielle Belastungen durch hohe oder vollständige Eigenanteile
	  – demenzspezifische ambulante Angebote sind zumeist unbekannt
	  – Wissen um Krankheitsaspekte fehlt
	  – aufsuchende Angebote können als Hindernis gesehen werden
	• Pflegenden Angehörigen sollten die angegebenen Unterstützungen und Informationen grundsätzlich angeboten werden.
	• Eine Psychotherapie ist personenspezifisch präventiv vor Aufweisen von psychischen Störungen sinnvoll.
	• Anbieten von Angehörigenschulungen/Pflegekursen/Trainingsprogrammen
	• Eine Psychotherapie ist teilweise indiziert, wenn Angehörige psychische Störungen aufweisen.
	• Laienhelfer, die auch von der Pflegekasse finanziert und ausgewählt werden, sowie ehrenamtliche Betreuungsdienste sollten implementiert werden (SGB XI § 45). Diese können zu einer erheblichen Entlastung der Angehörigen führen (I11).
	• Angehörigenberatung sollte so früh wie möglich erfolgen.
	• Das Wissen um bzw. Kennen von fachlich versierten Personen ist wichtig.
	• Beachten von Anzeichen der Überforderung/Belastung bei Angehörigen, insbesondere bei zunehmendem Schweregrad der Demenz und herausforderndem Verhalten
	• *Informationsmaterialien bzw. Beratungsgespräche* sollten *idealerweise Angaben zur Erreichbarkeit bzw. Verfügbarkeit zu Hause*, zu den *Vorteilen* der Nutzung sowie ggf. *Möglichkeiten der Befreiung von Kursgebühren* beinhalten.

	Angehörigen- und Umfeldbegleitung – Unterstützung für Angehörige (B) –
Leitlinien	• Prävention von Erkrankungen hervorgerufen durch die Pflege und Betreuung: LLFA, E80 • Angehörigentraining: LLFA, E76
Weitere Literatur:	Grossfeld-Schmitz et al. 2010; Gräßel et al. 2010; Georges et al. 2008; Diehl, Förstl, Jansen und Kurz 2004; Haberstroh et al. 2010; Donath et al. 2009; Hirsch 2008; Berger 2005; Hirsch 2001; Jessen und Spottke 2010; Lauterberg et al. 2007; Pinquart und Sorensen 2006
Interview:	PfE; HAE I; APPP; HAP
Anknüpfende Module	Interventionen ggf. im Behandlungsplan anpassen (A4)

	Niedrigschwellige Betreuungsangebote (§ 45 SGB XI) (E)	
Ziele	• Der *Verbleib im häuslichen Umfeld* sowie die *Teilhabe am gesellschaftlichen Leben* sind gesichert. • *Angehörige werden entlastet.* • Pflegebedürftige mit einem erheblichen Bedarf an allgemeiner Beaufsichtigung und Betreuung in Gruppen oder im häuslichen Umfeld werden betreut. • Die individuellen Fähigkeiten von Menschen mit Demenz werden erhalten und gestärkt. • Der Erkrankte wird dazu angeleitet, aktiv zu werden, tritt in Kontakt mit anderen Erkrankten und erhält so die Möglichkeit, sich langsam an die Fremdbetreuung zu gewöhnen. • Die Unterstützung des gesamten individuellen ambulanten Versorgungsnetzes ist gewährleistet.	**I11**
Voraussetzungen	• *Feststellung der Pflegebedürftigkeit* (Bereiche: Körperpflege, Ernährung, Mobilität, hauswirtschaftliche Versorgung) wird über Pflegestufen (maßgeblich 0 bis 3) von der Pflegekasse festgelegt • Überprüfen des Vorliegens einer *erheblich eingeschränkten Alltagskompetenz* nach § 45a SGB XI	
Patienteneigenschaften	nach *§ 45a SGB XI »Berechtigter Personenkreis*	
Leistungserbringer	geschulte freiwillige Helferinnen und Helfern mit Unterstützung und Anleitung durch eine Fachkraft als Betreuungsgruppen, Helferkreise, Tagesbetreuung	
Aufgaben	• stundenweise Einzelbetreuung durch ehrenamtlich Tätige (Besuchsdienst) • Gruppenleistungen durchgeführt durch anerkannte Anbieter	
Ort	in eigener Häuslichkeit oder in Einrichtungen mit entsprechend anerkannten Angeboten	
Aufwand	• nach individuellem Bedarf, zeitlich nicht begrenzt, kostenabhängig • Leistung nach § 45b SGB XI »Zusätzliche Betreuungsleistungen«	
Ergebnisdokumentation	Dokumentation der erbrachten Leistung	
Implementierungshinweise	Die Anerkennung der Angebote regelt das jeweilige Landesrecht. In Niedersachsen ist die »Verordnung über die Anerkennung von niedrigschwelligen Betreuungsangeboten nach § 45 b des Elften Buchs des Sozialgesetzbuchs« (AnerkVO-SGB XI) relevant. Eine der Voraussetzungen dafür ist die Schulung und kontinuierliche Praxisbegleitung der Freiwilligen durch entsprechende Fachkräfte. In Niedersachsen sind Anträge auf Anerkennung an das Niedersächsische Landesamt für Soziales, Jugend und Familie zu stellen.	

Niedrigschwellige Betreuungsangebote (§ 45 SGB XI) (E)	
	Als zusätzliche Betreuungsleistungen nach § 45 b SGB XI können neben den anerkannten niedrigschwelligen Betreuungsleistungen auch Leistungen der zugelassenen Pflegedienste in Anspruch genommen werden, sofern es sich um Angebote der allgemeinen Anleitung und Betreuung handelt.
Anknüpfende Module	entsprechend im Behandlungsplan festgeschriebene I-Module

I12

	Ergänzende teilstationäre Angebote (Kurzzeitpflege/ Verhinderungspflege/Tages- und Nachtpflege) (E)
Ziele	• *Der Patient ist stabilisiert.* • *Angehörige werden entlastet.* • Eine Aufnahme in eine *stationäre Pflegeeinrichtung* (Altenpflegeheime) wird möglichst lang *hinausgezögert.* • Eine *Überbrückung* nach einem stationären (KH-)Aufenthalt bis zur Rückkehr ins häusliche Umfeld bzw. eine Unterstützung der Erbringung der häuslichen Pflege wird ermöglicht. • Die Versorgung des Erkrankten bei Abwesenheit der pflegenden Angehörigen ist sichergestellt. • Die Überbrückung von Krisensituationen ist gesichert.
Voraussetzungen	• Es liegen darüber hinaus *keine Leistungen nach anderen Gesetzen wegen Pflegebedürftigkeit vor.* • Der Patient befindet sich nicht im Ausland. • Insbesondere bei Ersterkrankung wurde mit ambulanten Mitteln über einen bestimmten Zeitraum keine ausreichende Besserung erzielt, bzw. als Ergänzung zur ambulanten Versorgung.
Kurzzeitpflege (§ 42 SGB XI)	• *bewilligter Antrag durch Pflegekasse* • urlaubs- oder krankheitsbedingte Abwesenheit der Pflegeperson • erhöhte Pflegebedürftigkeit nach einem Krankenhausaufenthalt • häusliche/teilstationäre Versorgung nicht ausreichend – Indikation eines vorübergehend stat. Aufenthaltes • Pflege kann zu Hause nicht gewährleistet werden • Krisensituation, z. B.: Gesundheitszustand des Demenzerkrankten verschlechtert sich, Aggression des Erkrankten • Erschöpfung der Pflegeperson • Vorbereitung/ Übergangssituation bzgl. Aufnahme in eine stationäre Pflegeeinrichtung (Altenpflegeheim)
Häusliche Pflege bei Verhinderung der Pflege (§ 39 SGB XI)	• *bewilligter Antrag durch Pflegekasse für die Ersatzpflege* • urlaubs- oder krankheitsbedingte oder anderweitig bedingte Verhinderung der Pflegeperson • Vorübergehend nicht sichergestellte häusliche Pflege nach SGB XI
Tages- und Nachtpflege (§ 41 SGB XI, teilw. auch teilstationäre Pflege genannt)	• Die *häusliche Pflege kann nicht in ausreichendem Umfang sichergestellt werden* oder das Angebot ist zur Ergänzung bzw. Stärkung der häuslichen Pflege erforderlich. • Der Pflegebedürftige wird nur einen Teil des Tages (während des Tages oder während der Nacht) stationär gepflegt, wohingegen er in der übrigen Zeit häusliche Pflege erhält. • Vorliegen einer Pflegestufe
Patienten- eigenschaften	• *herausforderndes Verhalten* bzw. psychopathologische Störung wie Aggressivität, Agitiertheit oder Apathie und Störungen des Tag-Nacht-Rhythmus • fakultativ: auf (sinnhaften, berechtigten) Wunsch des Patienten
Leistungserbringer	• Tagespflege: Tagespflegeeinrichtungen • Kurzzeitpflege: primär Kurzzeitpflegeeinrichtungen oder »einge- streute« Kurzzeitpflegeplätze in Senioren- oder Pflegeheimen

	Ergänzende teilstationäre Angebote (Kurzzeitpflege/ Verhinderungspflege/Tages- und Nachtpflege) (E)
	• sekundär: ambulant betreute Wohngemeinschaften • ggf. Koordination: p-BP
Aufgaben	*Aufklärung* zu ergänzenden *teilstationären Angeboten* im Rahmen von Modul AK
Kurzzeitpflege	• Mobilisierung im Anschluss an den Klinikaufenthalt (Krankenhausnachsorge) • Abklärung zukünftiger Betreuungs- und Versorgungsbedarfe, Beratung der Pflegebedürftigen und ihrer Angehörigen • *Durchführen gezielter Trainingsprogramme*, um möglichst vielen die Entlassung nach Hause in die ambulante Betreuung zu ermöglichen. • Zeitliche *Überbrückung* zwischen mehreren Krankenhausaufenthalten oder bis zur Vermittlung in eine anschließende Rehabilitationseinrichtung bzw. der Aufnahme in ein gewünschtes Alten- oder Altenpflegeheim.
Häusliche Pflege (§ 39 SGB XI)	• *Ersatzpflege im häuslichen Bereich* durch somatischen häuslichen Pflegedienst oder Angehörige, Freunde oder Nachbarn, die nicht im gleichen Haushalt leben.
Tages- und Nachtpflege	• *Transport des Pflegebedürftigen* aus dem häuslichen Umfeld in die Einrichtung und zurück • Erbringen der Pflege im Rahmen der Leistung • *Tagesstrukturierende Angebote*, Beschäftigungsangebote
p-BP (im Rahmen SGB XI), ggf. mit HKP	• Überleitungsmanagement: Vorbereitung des Umzuges, Planen der Pflegemaßnahmen am Umzugstag
Ort	zu Hause oder in einer entsprechend anerkannten Einrichtung
Aufwand	• sofort oder kurzfristig geplant (allerdings abhängig von zur Verfügung stehenden Angeboten) • variabel: max. 28 Tage im Kalenderjahr, bei privater Zahlung ist Kurzzeitpflege länger als 28 Tage möglich
Kurzzeitpflege	• längstens vier Wochen im Kalenderjahr und im Umfang von höchstens 1.550 Euro (Stand: 1.1.2012: exkl. Unterkunft, Verpflegung und Zusatzleistungen, Fahrtkosten)
Häusliche Pflege bei Verhinderung der Pflege (§ 39 SGB XI)	• Aufwendungen im Einzelfall bis zu 1.550 Euro (Stand 1.1.2012)
Tages- und Nachtpflege	• je nach Pflegestufe, zzgl. Transportkosten
p-BP (im Rahmen SGB XI), ggf. mit HKP, AP	• im Rahmen von I7/I8/I9
Ergebnisdokumentation	• Dokumentation Kurzzeitpflege • Dokumentation Tages- und Nachtpflege • Dokumentation der Betreuungsarbeit (p-BP, HKP)
Implementierungshinweise	• Die genannten Leistungen sollten so lange wie benötigt, jedoch dem Krankheitsbild und dem Behandlungsauftrag angemessen, erfolgen. • *Pflegegeld kann bei Inanspruchnahme von teilstationärer Pflege unter Umständen gekürzt werden.* Dies ist davon abhängig, in welchem Umfang die Leistung in Anspruch genommen wird.

	Ergänzende teilstationäre Angebote (Kurzzeitpflege/ Verhinderungspflege/Tages- und Nachtpflege) (E)
	• Zu überprüfen ist, ob die Kurzzeitpflegeeinrichtung bzgl. der Betreuungsangebote und pflegerischen Umgangsformen auf herausforderndes Verhalten oder Depression eingestellt ist. • Eine *Pflegeüberleitung* (Entlassungsplanung oder das Überleitungsmanagement) soll erreichen, dass die pflegebedürftigen Patienten nach der Verlegung aus der Klinik in die nächste Versorgungssituation weiter gut versorgt sind. • Ziel sollte sein, in den Tageskliniken mehr tagesklinische Plätze für gerontopsychiatrische Patienten zu etablieren. • Zentral sollte sein, eine Einschätzung der individuellen Situation des Menschen mit Demenz vorzunehmen und den Demenzerkrankten möglichst weitgehend in die Entscheidungsfindung einzubeziehen. • Für Menschen mit Demenz mit ausgeprägten Verhaltensstörungen, extremer motorischer Unruhe (sog. »Hinlauftendenzen«) gibt es das Angebot der Kurzzeitpflege in geschlossenen Abteilungen in Pflegeeinrichtungen. Die Unterbringung der Betroffenen durch ihre Betreuer in einer Altenpflegeeinrichtung ist vom Aufenthaltsbestimmungsrecht gedeckt und bedarf keiner Genehmigung nach § 1906 BGB.
Literatur	Grundlage ist das SGB XI
Weitere Literatur	*OLG Bremen, Beschluss vom 06.02.1998, 1 W 4/98* *OLG München, Beschluss vom 13.04.2006, 33 Wx 41/06*
Anknüpfende Module	ggf. I8, I13, I14, I15

I13

	Stationäre Behandlung/Versorgung im AKH (E)
Ziele	• Ein geregeltes Aufnahme- und Entlassungsmanagement ist gewährleistet. • Durch eine abgestimmte und geplante Überleitung kann der Erkrankte stressarm entlassen werden. • Der Übergang in die stationäre Behandlung erfolgt gut vorbereitet. • Der Patient wird bedürfnisgerecht und Gewohnheiten entsprechend versorgt. • Die Möglichkeiten der Krankheitsbewältigung bei den Betroffenen und die Selbsthilfefähigkeit bei den Angehörigen werden unterstützt.
Voraussetzungen	Bedarf einer Behandlung im KH liegt vor.
Verordnet/ überwiesen durch	(p-)FA oder (g-)HA
Patienteneigenschaften	Indikation für eine stationäre Behandlung besteht.
Leistungserbringer	jeweilige stationäre Einrichtung (z. B. Allgemeinkrankenhaus)
Aufgaben	Aufklärung im Rahmen von Modul AK
p-FA/(g-)HA (ersatzw. Notarzt, etc.)	*Vor dem Aufenthalt:* • ggf. Überweisen • Mitteilung an die Ansprechpartner (Fachärzte, Hausärzte, ambulanter psychiatrischer Pflegedienst, HKP, AP) über bisherige technische Untersuchungen wie Labor, Testungen, Gedächtnissprechstunde, Bildgebung und zum sozialen Netz *Nach dem Aufenthalt:* • geriatrische Rehabilitation, Krankenkassenleistung • ggf. Verweis auf Kurzzeitpflege (I12)

Stationäre Behandlung/Versorgung im AKH (E)	
p-BP	• Aufnahme- und Entlassungsmanagement (I7) • Vergabe eines *Informationsbogens:* enthält wichtige Informationen zum Patienten, wie z. B. Vorlieben/Abneigungen bzgl. Speisen und Getränken
Stationäre Einrichtung	• Aufnahme: Mitteilung der Aufnahmegründe • Durchführen der *Behandlung* unter Berücksichtigung der kognitiven Einschränkungen des Patienten im Klinikalltag • *Befunderhebung, wenn noch nicht durchgeführt* inkl. neuropsych. Diagnostik, angemessener Bildgebung, ggf. neuropsych. Konsil • Durchführen von *Angehörigenvisiten* • Einbezug der psychiatrischen Bezugspflege im Rahmen von Klinikbesuchen • *Entlassungsvorbereitung* unter Einbezug der Angehörigen • *Befundrückmeldung* und Abstimmung mit p-FA oder (g-)HA • Mitteilung zum poststationären Angebot, teilweise erweiterter Krisenpass • Falls noch nicht erfolgt: Sicherstellung der Diagnose (im Rahmen A2) und Einschreiben ins IV-Netz
Ort	• *stationäre Versorgung:* (Allgemein-)Krankenhäuser • *ambulante Versorgung:* Einrichtungen im Rahmen I12 oder beim Patienten zu Hause
Aufwand	variabel
Ergebnis-dokumentation	• Befunderhebung (ambulant/stationär) • Überweisungen • Arztbrief • Dokumentation des Überleitungsmanagements • Informationsvermittlung über vorstationären Behandlungsverlauf (Art und Umfang der Vormedikation, bekannte wirksame und unwirksame Maßnahmen, u. a.)
Anmerkungen	Menschen mit Demenz können durch ihr erkrankungsspezifisches Verhalten den Behandlungsverlauf und den Krankenhausalltag erschweren.
Implementierungs-hinweise	• Es sollten *nach Möglichkeit Krankenhäuser* gewählt werden, die ein *spezielles demenzorientiertes Versorgungskonzept* anbieten, z. B. Rooming in, Spezialstation, Konsultationsdienste, etc. • Persönliche Besonderheiten der Patienten sollten dem Krankenhauspersonal besser bekannt sein, z. B. über einen *Patientenpass.* Zudem ist eine *intensive Betreuung/Begleitung* angezeigt, z. B. durch *einen zusätzlichen ehrenamtlichen Lotsendienst bzw. Laienhelfer.* • Es sind *Fortbildungen für das Krankenhauspersonal zum Thema Demenz notwendig,* bspw. mit dem Schulungscurriculum der Alzheimer Gesellschaft Niedersachsen e.V.
Weitere Literatur	Mißlbeck 2009
Interviews	APPP; FAE
Anknüpfende Module	I7, I12, ggf. I8/I9, Anpassung: A4, AK

I14

Weitere Versorgungsangebote (komplementär, rehabilitativ) (E)	
Ziele	• Eine gezielte professionelle Hilfe steht zur Verfügung. • Patient ist bei Bedarf zum *Erhalt oder Verbesserung der Funktionsfähigkeit* in medizinische, psychotherapeutische und psychosoziale Hilfen eingebunden.

	Weitere Versorgungsangebote (komplementär, rehabilitativ) (E)
Voraussetzungen	Feststellung der Notwendigkeit oder des Wunsches des Patienten nach komplementären Angeboten.
Verordnet/ überwiesen durch	p-FA/(g-)HA
Patienten- eigenschaften	*drohende Behinderung, Ko-/Multimorbidität,* psychische Dekompensation *oder Pflegebedürftigkeit* und Fehlen einer optimalen Versorgung (bei Versorgungslücken), bei psychotischen Episoden: ggf. Integration in Soziotherapie, bei akuter depressiver Episode: ggf. Integration in Ergotherapie
Leistungserbringer	p-FA/(g-)HA, p-BP
Aufgaben	
p-FA/(g-)HA/p-BP	• *Identifizierung des Hilfebedarfs* (im Rahmen der Module A4, I1/I2) • Sicherstellung der frühzeitigen Integration komplementärer Versorgungsangebote in Gesamtbehandlungsplan unter Partizipation aller Prozessbeteiligten • *Koordination geeigneter ambulanter, teilstationärer und stationärer Angebote* in Absprache mit dem Patienten und ggf. seinen Angehörigen, bei Bedarf Überleitung in die Institution • *Kooperation und Informationsaustausch mit den Anbietern* der jeweiligen Einrichtungen durch p-FA sowie ggf. persönlich durch p-BP (mit Einverständnis des Patienten) • Überprüfung des bestehenden und des gedeckten Unterstützungsbedarfs im Rahmen der psychiatrischen Behandlung (I2), der Psychotherapie (I6) und der kontinuierlichen Begleitung der p-BPs (I7)
p-BP	• Integration in Selbsthilfeangebote • Integration in ergotherapeutische oder soziotherapeutische Maßnahmen • *Integration in* weitere adäquate *Angebote,* z. B. Krankengeldfallmanager, Onlineangebote
Ort	• variabel: Räume von z. B. p-FA(g-)/HA oder p-BP • aufsuchend oder in den Einrichtungen der entsprechenden Leistungsanbieter, Kontaktaufnahme je nach Krankheitszustand nach Aufnahme in Klinik
Aufwand	• Integration in weitere Angebote: Kontaktaufnahme zu möglichen Institutionen, Einberufen einer Fallkonferenz (ca. 2 h); Aufnahme in die Institution bei Patientenwunsch, Kooperation mit Leistungsträgern (ca. 2 h) • Auswahl der Institutionen oder Leistungsanbieter im Rahmen der kontinuierlichen Begleitung durch die psychiatrische Bezugspflegekraft (s. I7)
Ergebnis- dokumentation	• Maßnahmenplan • ggf. schriftliche Einverständniserklärung (Entbindung von der Schweigepflicht) • ggf. Arztbrief
Leitlinie	Behandlungsprogramme: LLFA, E81
Anknüpfende Module	Anpassung des Behandlungsplans (A4), ggf. I15

Stationäre Pflege nach § 43 SGB XI/Wohnformen (E)	**I15**

Ziele	• *Reibungsloser Übergang* vom ambulanten in den stationären Bereich oder von nicht wohnformbezogenen ambulanten Versorgungsangeboten zu ambulant betreuten WGs ist gewährleistet. • Angehörige sind entlastet. • Die *Betreuung der Menschen mit Demenz*, die durch die bisherigen Angebote nicht mehr versorgt werden können, ist *dauerhaft gesichert*.
Voraussetzungen	

Ambulant betreute Wohngemeinschaften	• *individuell,* je nach Verfügbarkeit und Bedingungen der betreuten WGs
	• weitere jeweils zu prüfende *Entscheidungspunkte* können sein:
	  – Bereitschaft des Patienten, in einer Gemeinschaft wohnen zu wollen
	  – Demenzdiagnose durch FA
	  – weniger stark ausgeprägter Bewegungsdrang und herausforderndes Verhalten
	  – Angehörige fühlen sich überfordert, haben aber den Wunsch nach weiterer *Einflussnahme*
	• formale Anforderungen:
	  – maßgebliche Leistungen für die Versorgung/Pflege der Bewohner durch externe Dienstleistungserbringer richten sich nach SGB XI
	  – weitere Finanzierung/Eigenanteil ist zu klären

Stationäre Pflege (nach § 43 SGB XI)	• *individuell,* je nach Verfügbarkeit
	• weitere *Entscheidungspunkte und Prädiktoren* können sein:
	  – Überforderung der Angehörigen
	  – Haushaltsführung nicht gesichert
	  – pflegerische Versorgung, z. B. durch eine häusliche oder teilstationäre Pflege sowie durch ambulant betreute Wohnformen nicht gesichert
	  – ärztliche Versorgung nicht gesichert
	  – erhebliche Einschränkung der Alltagskompetenz nach § 45a SGB XI
	  – ohne ausreichende soziale Einbindung, Sicherung der Lebenssituation nicht gewährleistet
	  – ausgeprägtes herausforderndes Verhalten, z. B. »Hinlauftendenzen«, nächtliche Unruhe, Aggressionen, Inkontinenz
	  – Vorliegen einer Prüfung durch p-FA, ob alternative Möglichkeiten zur Behandlung und zum Verbleib bei dem Patient ausgeschöpft sind (z. B. im Rahmen I12/I14)
	• *formale Anforderungen:*
	  – Deckung der Heimkosten durch SBG XI
	  – Antrag auf stationäre Pflegeleistungen
	  – weitere Finanzierung/Eigenanteil ist zu klären

Leistungserbringer	(p-)FA oder (g-)HA, p-BP, Pflegekräfte der stationäre Pflege
Aufgaben	*ggf. Kurzzeitpflege* (I12) zur akuten Sicherstellung der Versorgung *als Überbrückung* der Wartezeit bis zur Aufnahme in die stationäre Pflege
p-FA/g-HA (ersatzw. HA etc.)	• ggf. Verweis auf Kurzzeitpflege (s. I12) zur Vorbereitung • Aushändigen von Materialien zur Unterstützung bei der Suche nach einer Einrichtung der stationäre Pflege (siehe Implementierungshinweis unten)
p-BP	• Sicherstellung der frühzeitigen Integration in eine institutionelle Einrichtung • *Überleitungsmanagement:* Vorbereitung des Umzugs, Planen der Pflegemaßnahmen am Umzugstag • Informationsübergabe an Pflegekräfte in der stationäre Pflege bzgl. des Erkrankten

Stationäre Pflege nach § 43 SGB XI/Wohnformen (E)	
	• Aushändigen von Materialien zur Unterstützung bei der Suche nach einer Einrichtung der stationäre Pflege (siehe Implementierungshinweise)
ambulant betreute Wohngemeinschaft	• Führen von *Aufnahmegesprächen* mit Angehörigen, gesetzl. Betreuern und p-BP, ggf. Erkrankten • Monitoring, ggf. über Dementia Care Mapping • Motivation zur Teilhabe am WG-Leben • Patient oder gesetzl. Betreuer schließt eigenen Mietvertrag in Wohngemeinschaft • Führung eines gemeinsamen Haushalts • *24 Std.-Versorgung durch ambulante Pflegedienste*, ausgewählt in Abstimmung mit Patienten, Angehörigen und/oder gesetzl. Betreuer, z. B. nach SGB XI oder IV/SGB V
Versorgung in der stat. Pflege	• Führen von *Aufnahmegesprächen* mit Angehörigen, gesetzl. Betreuern und p-BP, ggf. Erkrankten • Monitoring, ggf. über Dementia Care Mapping • Motivation zur Teilhabe am Leben in der stationären Pflegeeinrichtung
Ort	aufsuchend, Einrichtungen der stat. Pflege
Aufwand	variabel
Ergebnis-dokumentation	• Dokumentation im Rahmen der Überleitung • Dokumentation der Pflegemaßnahmen
Anmerkungen	• *Pflegeheime beinhalten teilweise auch sog. »stationäre Hausgemeinschaften«*, die sich neben den o. g. Voraussetzungen aber grundlegend von ambulant betreuten Wohnformen dadurch unterscheiden, dass hier das *Heimversorgungsgesetz* gilt und somit Heimentgelt geleistet wird. • Ambulant betreute Wohngemeinschaften bilden eine noch junge Versorgungsform, daher liegt noch keine ausreichende Anzahl an Studien mit gesicherten Aussagen zu gesundheitsbezogenen und pflegerischen Outcomes vor.

Implementierungshinweise	• *Ambulant betreutes Wohnen sollte nach dem Grundsatz »ambulant vor stationär« als erste Alternative in Betracht gezogen werden.*
	• Für Senioren, die in verstärktem Maße hilfe- und pflegebedürftig und/oder an einer Demenz erkrankt sind, können ambulant betreute Wohngemeinschaften eine Alternative zu stationären Pflegeeinrichtungen sein.
	• Die meisten Menschen wollen möglichst lange zu Hause leben, es gibt aber auch Fälle, bei denen die zeitnahe Übersiedlung in eine gerontopsychiatrisch ausgerichtete Pflegeeinrichtung bereits sehr früh sinnvoll ist. Hierzu gehören bspw. Menschen, die bereits eine schwere Demenz haben bzw. sich am Anfang eines schweren Demenzstadiums befinden sowie Patienten, bei denen ein herausforderndes Verhalten früh eintritt. Beide Formen belasten Angehörige stark und können auch von vielen ambulanten Pflegediensten nicht mehr bewältigt werden.
	• Menschen mit Demenz und ihre Angehörigen sollten auf ihrer Suche nach einer ambulanten oder stationären Wohnform unterstützt werden, z. B. durch gerontopsychiatrische Beratungsstellen, Seniorenberatung, Demenz-Servicezentren, Pflegestützpunkte, o. ä. Checklisten zur Auswahl einer Einrichtung sowie weitere Informationen sind z. B. beim BMFSFJ einzusehen:
	  – ambulant betreute Wohngruppen:
	    http://www.bmfsfj.de/RedaktionBMFSFJ/Broschuerenstelle/Pdf-Anlagen/PRM-23994-Broschure-Ambulant-betreute…,property=pdf,bereich=bmfsfj,sprache=de,rwb=true.pdf

Stationäre Pflege nach § 43 SGB XI/Wohnformen (E)	
	– stationäre Pflege SGB XI § 43: http://www.bmfsfj.de/RedaktionBMFSFJ/Broschuerenstelle/Pdf-Anlagen/Ihre-Rechte-als-Heimbewohnerinnen-und-Heimbewohner,property=pdf,bereich=bmfsfj,sprache=de,rwb=true.pdf • Leistungen nach § 45a SGB XI betreffen Pflegebedürftige in häuslicher Pflege, bei denen ein erheblicher Bedarf an allgemeiner Beaufsichtigung und Betreuung gegeben ist. Dies bezieht sich auf Pflegestufe 0,1,2,3. • *Damit eine 24 Stunden-Betreuung* durch einen Pflegedienst in ambulant betreuten Wohngruppen *finanziert werden kann*, sollten *möglichst 2/3 der Bewohner Pflegestufe 2* aufweisen, wodurch diese Pflegestufe bei Aufnahme erwünscht ist. • Eine öffentliche Diskussion über mögliche Alternativen zur Unterbringung von Demenzkranken in Einrichtungen der stationären Pflege findet noch nicht in dem benötigten Maße statt. Es mangelt teilweise an regionalen Initiativen der Öffentlichkeitsarbeit zur Aufklärung und Sensibilisierung für Fragen der Demenz. • Die Einführung eines Heimarztprinzips, insbesondere für Demenzkranke, wird empfohlen.
Weitere Literatur	Rieth-Kunert 2008; Weyerer und Schäufele 2004; Stoppe et al. 2004; Fischer et al. 2011; Bundesinteressenvertretung und Selbsthilfeverband der Bewohnerinnen und Bewohner Altenwohn-und Pflegeeinrichtungen (BIVA) und von Keck 2008; Kohler 2007; Grass-Kapanke et al. 2008; Bartholomeyczik et al. 2007
Anknüpfende Module	ggf. I15, I7/I8, I12, I14, erneut: A2

Spezialisierte ambulante Palliativversorgung (SAPV) (E)		**I16**
Ziele	• Betroffene und ggf. Angehörige werden bestmöglich unterstützt. • *Lebensqualität und Selbstbestimmung von Menschen mit Demenz werden so lang wie möglich erhalten, gefördert und verbessert.* • Bei Patientenwunsch wird diesem ein menschenwürdiges Leben entsprechend seiner Bedürfnisse bis zum Tod in seiner vertrauten häuslichen Umgebung oder in einer stationären Pflegeeinrichtung ermöglicht.	
Voraussetzungen	• gesetzlicher Anspruch auf spezialisierte ambulante Palliativversorgung (§§ 37b, 132d SGB V) • bei Patientenwunsch	
Verordnet durch	(g-)HA/p-FA	
Patienten-eigenschaften	Patienten, • die an einer schweren Demenz leiden, • die nur noch wenige Monate zu leben haben und • die eine aufwändige, ambulant oder in stationären Einrichtungen zu erbringende, medizinische Versorgung benötigen.	
Leistungserbringer	• *Palliative Care Teams,* z. B. qualifizierte Mediziner, Pflegefachkräfte, oder weitere Fachkräfte wie z. B. Sozialarbeiter/Sozialpädagogen • Altenhilfe, haupt- und ehrenamtlich Tätige, HÄ, Pflegedienste, ambulante Hospizdienste, stationäre Hospize	
Aufgaben	*Aufklärung* in Rahmen von Modul AK	
nach Richtlinie zur Verordnung von SAPV	• *Koordination der spezialisierten palliativmedizinischen und palliativpflegerischen Versorgung* unter Einbeziehung weiterer Berufsgruppen und von Hospizdiensten im Rahmen einer multiprofessionellen Zusammenarbeit	

	Spezialisierte ambulante Palliativversorgung (SAPV) (E)
	• Symptomlinderung durch Anwendung von Medikamenten oder anderen Maßnahmen • apparative palliativmedizinische Behandlungsmaßnahmen, z. B. Medikamentenpumpe • palliativmedizinische Maßnahmen, die nach ihrer Art, Schwere oder Komplexität eine Kompetenz erfordern, die der eines Arztes mit Zusatzweiterbildung Palliativmedizin entspricht • spezialisierte palliativpflegerische Leistungen, die nach ihrer Art, Schwere oder Komplexität eine Kompetenz erfordern, die der einer Pflegefachkraft mit einer curricularen Weiterbildung zu Palliative Care entspricht • Führung eines individuellen Behandlungsplans, vorbeugendes Krisenmanagement, Bedarfsinterventionen • Ruf-, Notfall- und Kriseninterventionsbereitschaft rund um die Uhr für die im Rahmen der SAPV betreuten Patienten zur Sicherstellung der im Rahmen der SAPV erforderlichen Maßnahmen • Beratung, Anleitung und Begleitung der Patienten und ihrer Angehörigen zur palliativen Versorgung einschließlich Unterstützung beim Umgang mit Sterben und Tod • spezialisierte Beratung der betreuenden Leistungserbringer der Primärversorgung • psychosoziale Unterstützung im Umgang mit schweren Erkrankungen in enger Zusammenarbeit z. B. mit Seelsorge, Sozialarbeit und ambulanten Hospizdiensten • Vermittlung regelmäßiger Fallbesprechungen • Dokumentieren und Evaluieren der wesentlichen Maßnahmen im Rahmen der SAPV
Ort	soweit wie möglich im vertrauten bzw. selbst gewählten Umfeld
Aufwand	24 h-Dienst, variabel bzw. individuell nach Einzelfall, nach Bedarf intermittierend oder durchgängig
Ergebnis-dokumentation	• Dokumentation der Symptom- und Schmerzbehandlung • Dokumentation der durchgeführten Maßnahmen • Dokumentation des Behandlungsplans • Evaluation über Versorgungsqualität, z. B. mit Instrument »End-of-Life in Dementia Scales (EOLD)«
Anmerkungen	• Im Gegensatz zur spezialisierten Versorgung ist die allgemeine ambulante Palliativversorgung weder gesetzlich geregelt noch definiert. Dies führt zu vielfachen praktischen Schwierigkeiten und Unsicherheiten, unter anderem in der Abgrenzung zur spezialisierten Versorgung. • Es gibt wenige wissenschaftlich verwertbare Daten über subjektive Erfahrungen von Sterbenden, insbes. von Menschen mit Demenz.
Implementierungs-hinweise	• Menschen mit Demenz sollten nach Bedarf in ihrer letzten Lebensphase palliativ behandelt und hospizlich begleitet werden. • Qualifizierte Versorgungsangebote sollten flächendeckend gewährleistet werden. • Eine enge Kooperation aller an der Versorgung Beteiligten ist wichtig. • Möglichkeiten der Weiterqualifizierung in Form von Aus-, Weiter- und Fortbildungen sollten zur Verfügung stehen. • Möglichkeit der Versorgung im Rahmen der Regelversorgung besteht über die allgemeine ambulante Palliativversorgung durch Pflegedienste.

	Spezialisierte ambulante Palliativversorgung (SAPV) (E)
	• Ggf. sollten standardisierte Verfahren eingesetzt werden: – Zur Einschätzung von Schmerzen bei schwer dementen Patienten eignen sich folgende Skalen: *Abbey-Pain-Skala*; *Doloplus-2* (Beobachtungsskala bei nicht kommunikationsfähigen Patienten; *Pain Assessment Checklist for Seniors with Severe Dementia* (PACSLAC - zur Bestimmung der Zahl von Schmerzsymptomen); *Beurteilung von Schmerz bei Demenz* (BESD - leichte Verwendbarkeit) – Zur Erfassung der Versorgungsqualität: »End-of-Life in Dementia Scales (EOLD)« zur Posthoc-Analyse der letzten 90 Lebenstage • Derzeit erfolgt die Erarbeitung einer S3-Leitlinie »Schmerzassessment bei älteren Menschen in der vollstationären Altenhilfe«. Die Fertigstellung ist für den 31.12.2015 geplant. Eine evtl. Anpassung des vorliegenden Pfades wird nach deren Veröffentlichung empfohlen.
Literatur	http://www.charta-zur-betreuung-sterbender.de/tl_files/dokumente/Charta-08-09-2010.pdf
Weitere Literatur	Förstl et al. 2010; Gronemeyer, Fink und Jurk 2008; Evans 2009; Abbey et al. 2004; Lefebvre-Chapiro 2001; Fuchs-Lacelle und Hadjistavropoulos 2004; Basler et al. 2006; Volicer, Hurley A. C. und Blasi 2001
Anknüpfende Module	I7/I8, I12/I14 mglw. K-Module, I15

I17

	Nachsorge und Ausleitung aus dem ambulanten IV-Versorgungssystem (B)
Ziele	*Patienten und Angehörige können das Versorgungsnetz bedarfsgerecht nutzen.*
Voraussetzungen	• Patient und Angehörige sind gut in die vorhandenen Versorgungsstrukturen eingebunden. • Indikation zur Ausleitung der APP (p-BP) liegt vor.
Verordnet/ überwiesen durch	p-FA/(g-)HA
Patienteneigenschaften	Patient bzw. Angehöriger ist fähig zur Selbsthilfe und Selbstregulation.
Leistungserbringer	p-BP
Aufgaben	
p-BP	• *Maßnahmenplan:* Wie und in welchen Situationen kann der Patient wieder Kontakt aufnehmen? • Kontaktaufnahme durch Patient, p-BP nimmt nur den Kontakt auf, wenn der Patient, Angehörige oder gesetzl. Betreuer sich in vereinbarten Zeiträumen nicht meldet • Besprechen von Problemen im Rahmen niederfrequenter Telefonkontakte • Besprechen der Abläufe bei und nach Beendigung der kontinuierlichen Begleitung durch den p-BP (I7) • Entwicklung von Perspektiven und Zielen
Ort	Räume der p-BP oder telefonisch
Aufwand	• Max. 15 Min. pro Quartal; niederfrequent über langfristigen Zeitraum (4–9 Monate) • telefonischer Kontakt: 1x pro Monat zu Beginn, Abstände sukzessive verlängern

	Nachsorge und Ausleitung aus dem ambulanten IV-Versorgungssystem (B)
Ergebnis-dokumentation	• Hat Nachsorge stattgefunden (ja/nein)? • Hat Ausleitung stattgefunden (ja/nein)?
Implementierungs-hinweise	• *Festschreiben, wie Nachsorge und Ausleitung definiert sind* und was im Zusammenhang damit erfasst werden sollte. • Progrediente Erkrankungen und damit verbundene Belastungen der Angehörigen machen Ausstiegsszenarios u. U. schwierig. Unterstützende Begleitung mit Interventionsoption sollte stets gewährleistet sein. • Wenn eine Integration der Behandlungsstrategie in den Alltag des Patienten erfolgt und dieser »im Versorgungssystem angekommen ist«, können die professionellen Akteure sich zurückziehen. Sie würden dann bei Bedarf, bspw. in akuten Krisensituationen oder einer sich verschlechternden Symptomatik, wieder aktiv werden.
Interviews:	FAE
Anknüpfende Module	ggf. zu einem späteren Zeitpunkt A3

9   Krisenintervention (K)

Als Krise wird eine situative Belastungssituation definiert, die der Betroffene in der Regel nicht selbst bewältigen kann. Eine unterstützende Handlung ist dann erforderlich. Häufig wird eine Krise auch als Notfall beschrieben, in der eine Belastungssituation mit der Gefährdung von Leben und Gesundheit einhergeht oder das Hilfesystem nicht mehr ausreicht. Bedeutende Merkmale einer psychischen bzw. psychiatrischen Krise sind nach D'Amelio et al. (2006):

- psychische Notsituation
- Zusammenhang mit emotional bedeutsamem Ereignis oder gravierende Veränderung der Lebensumstände
- akuter, zeitlich begrenzter Zustand
- eigene Bewältigungsmöglichkeiten eingeschränkt, Kontrollverlust verstärkt
- starke Emotionen treten auf
- Selbst- oder Fremdgefährdung

Im Hinblick auf ihre Symptomatik können nach Zimmermann (2001) folgende Symptome auftreten: Erregungszustand, Angst, akute Psychose, schwere depressive Syndrome, Stupor, manisches Syndrom, Suizidalität, Bewusstseinsstörungen, akute Belastungsreaktion (psychischer Schock), Intoxikationen.

K1

	Krisentelefon (E)
Ziel	Patienten/Angehörige und andere haben die Möglichkeit, *24 Stunden am Tag* einen *niedrigschwelligen Kontakt* aufzunehmen.
Voraussetzungen	<ul><li>24 h-Bereitschaftsdienst (nach SGB V) ist organisiert</li><li>*Überforderung der Angehörigen*</li><li>relevante Verschlechterung in Alltagsbewältigung</li><li>*Eigen- oder Fremdgefährdung*</li><li>herausforderndes Verhalten, hoher Bewegungsdrang (Hinlauftendenzen) und Aggression, Verlust der Impulskontrolle</li></ul>
Leistungserbringer	<ul><li>p-BP (Vordergrunddienst),</li><li>(g-)HA/p-FA (Hintergrunddienst)</li></ul>
Aufgaben	
p-BP	<ul><li>erste *Erfassung der Situation und Klärung*, welche Maßnahmen eingeleitet werden, ggf. unter Zuhilfenahme des Krisenplans und in Rücksprache mit dem p-FA/(g-)HA</li><li>*Veranlassung* der angezeigten *Maßnahmen*, z. B. Krisenintervention durch p-BP, p-FA/(g-)HA, Notarzt, etc.</li><li>Dokumentation und ggf. Weiterleitung an (g-)HA/p-FA</li></ul>
(g-)HA/p-FA	<ul><li>*Hintergrunddienst*, Erreichbarkeit für Rücksprache</li></ul>
Ort	mobil, ggf. aufsuchend
Aufwand	<ul><li>Bereitschaftsdienst</li><li>nicht länger als 30 Min. pro Fall</li><li>Dokumentation: 10 Min.</li></ul>
Ergebnisdokumentation	Dokumentation der Häufigkeit der Nutzung und der veranlassten Maßnahmen

Krisentelefon (E)	
Leitlinie	strukturierte soziale Aktivierung: LLFA, E79
Anknüpfende Module	K2, K3

K2

Krisenintervention durch psychiatrische Bezugspflegekraft (p-BP) (E)	
Ziele	• Der *Patient ist stabilisiert.* • Die *Angehörigen* erhalten Unterstützung.
Voraussetzungen	• Patient (je nach Stadium) oder Angehörige haben sich über das Krisentelefon gemeldet (Modul: K1) oder • kritische Situationen werden im Rahmen der Durchführung eines anderen Moduls bekannt • keine akute Eigen- oder Fremdgefährdung
Leistungserbringer	p-FA/(g-)HA und p-BP
Aufgaben	*Wesentliche Aufgaben* sind: • gemeinsame diagnostische und therapeutische Feinabstimmung • Koordination und Adjustierung von Behandlungs-/Pflegeplan • *Anpassung der Behandlungs-/Pflegeinterventionen* an den Krankheitsverlauf • Präzisierung oder Neudefinierung von Behandlungszielen • Koordination sämtlicher Leistungsmodule • Auswahl geeigneter hochschwelliger komplementärer Angebote • Supervision des Gesamtprozesses, insbesondere bei Kriseninterventionen
Ort	• im häuslichen Bereich • in Praxis oder in Räumen der APP • Ausnahme: telefonisch
Aufwand	• 60–90 Min. (exkl. Anfahrt) • 14-tägig bis max. 4-wöchentlich
Ergebnis-dokumentation	• Dokumentation der getroffenen Maßnahmen und Absprachen mit p-FA/g-HA • *Angehörige sind informiert.*
Implementierungs-hinweise	Falls vorhanden, Heranziehen einer bereits existierenden *Notfall-mappe* oder entsprechenden Aktenordnern, z. B. nach Vorlage http://www.paritaet-nrw.org/content/e13324/e5779/e35607/index_ger.html
Weitere Literatur	Förstl et al. 2010
Interviews	HAE I; APPP
Anknüpfende Module	K3, ggf. Anpassungen im Behandlungsplan (A4)

K3

Ärztliche Krisenintervention (E)	
Ziele	• Der Patient ist *stabilisiert.* • Der Zustand des Patienten wird innerhalb kürzester Zeit abgeklärt. • Die Durchführung *einer stationären Krisenintervention kann vermieden werden.*
Voraussetzungen	• Indikation für Krisenintervention durch (g-)HA/p-FA (primärer Leistungserbringer); ggf. durch Notarzt oder externen FA (sekundäre Leistungserbringer) • Krisenintervention durch p-BP nicht ausreichend (K2) • akute Eigen- oder Fremdgefährdung

Ärztliche Krisenintervention (E)	
	• herausforderndes Verhalten, hoher Bewegungsdrang (Hinlauftendenzen) und Aggression, Verlust der Impulskontrolle • notwendige Einweisung nach dem Unterbringungsgesetz
Leistungserbringer	(g-)HA/p-FA, ggf. sekundäre Erbringer

Aufgaben	• *Kriseninterventionsgespräch* mit Diagnostik und Beratung (ggf. unter Hinzuziehung Angehöriger) inkl. suizidpräventiver Maßnahmen
	• Möglichst *Hinzuziehen der Angehörigen* zwecks Fremdanamnese/ Klärung der Situation, soweit Einverständnis des Patienten oder Vereinbarung im Krisenplan vorliegt
	• ggf. Rücksprache mit dem gesetzl. Betreuer, insbes. bei Einweisung oder Unterbringung
	• *Koordination und Anpassung des Krisenbehandlungsplans*:
	  – Indikationsstellung für Verdichtung der p-BP-Behandlung (I7 bzw. K2) und Absprache mit p-BP
	  – Indikationsstellung und Überweisung für (teil-)stationäre Krisenintervention (K6/K7, ggf. I15) (z. B. wenn Patient nicht mehr zu Hause gehalten werden kann oder Patient es wünscht), eine Überprüfung von Alternativen und Intervention durch niedergelassenen p-FA oder FA eines KH sollte stattgefunden haben (siehe auch Kriterien zur Einweisung in die stat. Pflege, I15)
	  – Indikation umfassende pflegerische Versorgung und psychosoziale Begleitung (Kurzzeitpflege, Ad-hoc-Bett in einer Senioren-WG)
	  – Überprüfung bzw. Anpassung der psychopharmakologischen Behandlung (K4, I3) inkl. Bedarfsmedikation, die p-BP einsetzen kann
	• Verringerung der Patientenkontakte bei Besserung
	• Aufarbeitung und Nachbereitung der Krise mit Patient, ggf. Anpassung des Krisenplans im Rahmen der psychiatrischen Behandlung (I2)
	• ggf. Einleitung palliativmedizinischer Maßnahmen, z. B. entsprechende Medikation (I3), physiotherapeutische Verfahren (I4) oder spezielle Palliative Care Teams zur spezialisierten Ambulanten Palliativversorgung rufen (SAPV)

Ort	in der Praxis oder aufsuchend
Aufwand	• (g-)HA/p-FA oder sekundäre Erbringer: 60–120 Min. • weitere Gesprächskontakte mit p-BP oder/und Patient im Rahmen von K2: täglich 5 Min.
Ergebnis-dokumentation	• Befund • Krisenbehandlungsplan und getroffene Maßnahmen • Absprachen mit p-BP und ggf. gesetzl. Betreuer • verordnete Krisenmedikation • ggf. Arztbrief
Anmerkungen	Bei Patienten mit akutem Delir können psychosoziale Interventionen hilfreich sein. Delir
Implementierungs-hinweise	Falls vorhanden: Heranziehen einer bereits existierenden *Notfallmappe* oder eines entsprechenden Aktenordners, z. B. nach Vorlage http://www.paritaet-nrw.org/content/e13324/e5779/e35607/index_ger.html
Weitere Literatur	Förstl et al. 2010; Gutzmann und Haupt 2009; Hirsch 2008
Interviews	HAE I; PfP
Anknüpfende Module	K4–K7, ggf. Anpassen des Behandlungsplans (A4)

K4

Medikamentöse Krisenintervention (E)	
Ziel	Der *Patient* ist *stabilisiert*.
Voraussetzungen	• akute Krisensituation, im Rahmen der Krisenintervention (K2 oder K3) • Bei Eigen- und Fremdgefährdung, die nicht anders abwendbar ist, kann eine *unmittelbare pharmakologische Intervention erforderlich sein*.
Aufgaben	
p-FA/(g-)HA, Notarzt oder externer FA	• *falls externer Arzt anwesend ist*: möglichst sofortige Rücksprache mit p-FA/g-HA • falls keine angemessene Notfallmedikation im Krisenplan festgelegt bzw. bei dem Patienten vorhanden: Verordnung bzw. *Anpassung der Medikation* gemäß der Leitlinie
p-FA/g-HA bzw. anderer Arzt oder p-BP	• falls Krisenplan einschließlich vom p-FA verordnete Notfallmedikation bei Patient vorhanden: Einnahme unter Anleitung der p-BP oder des anwesenden Arztes, erneute Aufklärung des Patienten • Dokumentation
p-BP	• Wirkungen und Nebenwirkungen der Medikation sowie Compliance werden über die Einnahmedauer hin von p-BP ggf. *unter Rücksprache mit p-FA* beobachtet. • falls p-BP vor Ort: enge Absprache mit p-FA/g-HA • Dokumentation
Ort	in der Praxis oder aufsuchend
Aufwand	• ggf. 10 Min. p-FA/g-HA, oder ggf. 15 Min. anderer FA/Notarzt/HA • Aufwand für p-BP bereits in K2 (akut) und I7 (während Dauer der Krise) enthalten
Ergebnis-dokumentation	• verordnete Krisenmedikation, Dauer der Verordnung • eingenommene Krisenmedikation • Resultate (Wirkung, Compliance)
Implementierungs-hinweise	Falls vorhanden, sind bereits existierende Notfallmappen oder entsprechende Aktenordner heranzuziehen, z. B. nach Vorlage http://www.paritaet-nrw.org/content/e13324/e5779/e35607/index_ger.html
Leitlinien	• Delirbehandlung bei Demenz: LLFA, E59 • Medikamentöse Krisenbehandlung: LLFA, E57/E58/E61
Interview	HAE I
Anknüpfende Module	K2, K5 oder K6 oder K7, ggf. anpassen Behandlungsplan A4

K5

Krisenintervention im häuslichen Umfeld (E) (Rückzugsraum, Krisenbett)	
Ziele	• Sofern noch keine vorliegt, erhält der Patient eine gesicherte Diagnostik. • Der *Patient* ist *stabilisiert*. • Er erhält eine *wohnortnahe intensiv-gerontopsychiatrische*, ggf. somatische Behandlung und Pflege. • Eine Eigen- und Fremdgefährdung kann ausgeschlossen werden. • Die Krisenbehandlung erfolgt nach Maß und Bedarf, orientiert sich an den individuell wechselnden Bedürfnissen. • Die *Einweisung* in ein *Krankenhaus* ist *sorgfältig abgewogen* worden und kann ggf. *vermieden* werden. • Die akute Krankheitsphase kann überwunden werden. • Eine Verschlimmerung der Krankheitsphase ist vermieden worden.

Krisenintervention im häuslichen Umfeld (E) (Rückzugsraum, Krisenbett)	
	• Wohnen in Einrichtungen der stationären Altenpflege (nach §43 SGB XI) kann *verzögert* bzw. *vermieden* werden. • Ein *selbstbestimmter, lebenswerter Verbleib im eigenen häuslichen Umfeld ist gesichert.*
Voraussetzungen	• Patient in ambulanter Krisenintervention durch p-BP oder p-FA, ggf. (g-)HA (K2 oder K3) • Maßnahmen bis K5 nicht ausreichend • *ambulante Termine sind (fast) beliebig intensivierbar* • ein Krisenbett im Rahmen der Unterbringung in einem Rückzugsraum steht noch am selben Tag bereit (Rückzugsraum) • persönliche und telefonische Kriseninterventionen rund um die Uhr • rasche Abstimmung zwischen den Einrichtungen bei unverändertem Behandlungsbedarf • keine akute Eigen- oder Fremdgefährdung
Leistungserbringer	• *aufsuchende Dienste mit multiprofessioneller Fach- und Behandlungskompetenz und erfahren im Umgang mit Krisen (z. B. APP, p-FA, (g-)HA)* • APP (nach SGB V), häusliche Pflege nach SGB XI
Aufgaben	
p-FA/g-HA oder Notarzt	• ärztliche Krisenintervention nach K3 • medikamentöse Krisenintervention nach K4 • ggf. Absprache mit p-BP/ambulantem Pflegedienst • validierender Umgang • Dokumentation
p-BP	• medikamentöse Krisenintervention und Monitoring nach Absprache mit p-FA/g-HA oder Notarzt • Krisenintervention nach K2 (siehe Aufgaben p-BP in K2) • Validierender Umgang • Dokumentation • ggf. Aufgabenbeschreibung siehe I7
ambulanter Pflegedienst	• medikamentöse Krisenintervention und Monitoring nach Absprache mit p-FA/g-HA oder Notarzt • teilweise Krisenintervention nach K2 • pflegerische Aufgaben nach SGB XI, SGB V • validierender Umgang • Dokumentation
Ort	aufsuchend
Aufwand	variabel, je nach Bedarf
Ergebnisdokumentation	Dokumentation der Krisenbehandlung, z. B. ergriffene Maßnahmen
Weitere Literatur	Bartholomeyczik et al., 2007
Anknüpfende Module	K1–K4, K6, K7, I12

K6

Krisenintervention in einer psychiatrischen Einrichtung (psychiatrische Klinik) (E)	
Ziele	• Sofern noch keine vorliegt, erhält der Patient eine gesicherte Diagnostik. • *Patient* ist *stabilisiert.* • Eine Eigen- und Fremdgefährdung kann ausgeschlossen werden. • *Patient* wird ggf. wieder in das *häusliche und soziale Umfeld eingegliedert.*

	Krisenintervention in einer psychiatrischen Einrichtung (psychiatrische Klinik) (E)
	• Eine *Evaluation* der *Krisensituation* und der gewählten Lösung zur Vermeidung einer neuen Krise und zur Strategieentwicklung zum Umgang mit dieser Krise wurde vorgenommen. • Eine Verschlimmerung der Krankheitsphase ist vermieden worden. • Die Krisenbehandlung erfolgt nach Maß und Bedarf, orientiert sich an den individuell wechselnden Bedürfnissen.
Voraussetzungen	• *akute Fremd- oder Selbstgefährdung* • *Stabilisierung ambulant* (Module K1-5) *nicht möglich* • herausforderndes Verhalten, hoher Bewegungsdrang (Hinlauftendenzen) und Aggression, Verlust der Impulskontrolle
Leistungserbringer	Klinikpersonal, z. B. p-FA, Psychologe, Fachkrankenpflegepersonal
Aufgaben	

Ambulante Leistungserbringer, Angehörige, stationäre Pflegeeinrichtungen/ Wohnformen	• *Einweisungsmanagement: Dokumentation und Weiterleitung versorgungsrelevanter Informationen* bzgl. des Betroffenen, z. B.:
	  – Angaben über pflegerelevante Gewohnheiten des Patienten, z. B. über Essgewohnheiten
	  – Verhaltensauffälligkeiten, z. B. Bewegungsdrang
	  – Suchterkrankungen (z. B. Rauchen, Alkohol, Tabletten) und
	  – biografische Hinweise, z. B. zu wichtigen Lebensereignissen

Klinik	• Vorgehen nach dem *BELLA*-Schema (nach G. Sonnecki): **B**eziehungsaufbau, **E**rfassung Situation, **L**inderung der Symptome, **L**eute einbeziehen, **A**usweg aus der Krise
	• ggf. Ermittlung von versorgungsrelevanten Informationen, wichtigen Lebensereignissen (Biografie-Arbeit) und Klärung der Psychodynamik mit Hilfe der Angehörigen, gesetzl. Betreuer oder stat. Pflegeeinrichtungen, falls noch nicht erfolgt
	• Durchführen der Krisenintervention
	• *Entlassungsmanagement:*
	  – *Informationsaustausch* zw. stationären Behandlern und p-FA/ (g-)HA, bspw. durch Arztbrief
	  – *Mitteilung eines festen Ansprechpartners in der Klinik*
	• bei Patienten-/Angehörigenwunsch: *Kooperation mit p-BP* (z. B. in Form von gemeinsamen Visiten)
	• Identifikation und Behandlung der Grundkrankheit
	• Durchführen von *Angehörigenberatung*
	• *Entlassungsplanung*, ggf. Benachrichtigung des Betreuers u. a. vor Entlassung
	• Durchführen von Fortbildungen und Fallbegleitungen zum Thema Demenz
	• ggf. Durchführen von *Angehörigenvisiten*
	• medikamentöse Krisenintervention nach K4
	• validierender Umgang

p-BP	• bei Patientenwunsch: *Begleitung während des stationären Aufenthaltes* und Kooperation zwischen p-BP und teilstationären Behandlern • ggf. Einholen einer *Einverständniserklärung*, um Kooperation zu ermöglichen • *Begleiten der Entlassung* durch p-BP (möglichst ein Termin in der Woche vor Entlassung; Ermittlung des poststationären Unterstützungs- und Versorgungsbedarfs und entsprechende Anpassung des Behandlungsplans und Abstimmung des Entlassungstermins) • *Rückmeldung an bzw. Austausch* mit p-FA/(g-)HA im Rahmen der Behandlungskonferenzen (KQ1) • *Vermitteln eines p-FA-Termins spätestens eine Woche nach Entlassung und Vereinbaren eines Termins mit dem p-BP spätestens einen Tag nach Entlassung*

	Krisenintervention in einer psychiatrischen Einrichtung (psychiatrische Klinik) (E)
Ort	Psychiatrische Klinik
Aufwand	1–4 Wochen, je nach Zustand der Krise
p-BP	• 45–90 Min. pro Woche
Ergebnis-dokumentation	• Befunderhebung • Arztbrief • Einverständniserklärung • Dokumentation des Überleitungsmanagements • Krisenbehandlungsplan und getroffene Maßnahmen
Implementierungs-hinweise	• *Implementierung eines gerontopsychiatrischen Konsiliar- und Liaisondienstes* bestehend aus einem interdisziplinären Team, bspw. FÄ, Krankenschwestern und Ergotherapeut. • Hilfreich für Angehörige kann die Checkliste »Demenzkranke im Krankenhaus« des Projektes Ambet sein: http://www.ambet.de/images/stories/pdf/ag_demenz2.pdf. • Krankenhausmitarbeiter aus allen Berufsgruppen sollten über demenzielle Erkrankungen informiert sein und über mehr Kompetenzen im Umgang mit herausfordernden Verhaltensweisen verfügen. • *Es wird empfohlen, Angehörige als Partner in die Versorgung mit einzubeziehen.* • *Psychologische Schulungen*, insbesondere für Personal ohne Fachausbildung, und *regelmäßige Supervisionen* können zu einer *erhöhten Behandlungssicherheit* führen. • Wartezeit p-FA-Termin nach Entlassung (< 1 Wo.); wenn dies nicht erfolgen kann: ggf. Weitervermitteln an (g-)HA. • Verbindliche Kooperationsabsprachen zwischen Klinik und ambulanten Behandlungssetting sollten getroffen werden.
Literatur	www.deutsche-alzheimer.de http://www.sozialeprojekte.de/content/e334/e960/e1311/e1332/GruendeundEmpfehlungen_2-Auflage_E-Mail-Versand.pdf
Weitere Literatur	D'Amelio et al. 2006; Süße 2005; Bartholomeyczik et al. 2007
Anknüpfende Module	K7, K2-4, I12, I15 A2, Anpassung A4, ggf. Anpassungen bei den I-Modulen

K7

	Psychiatrische Krisenintervention in der vollstationären Pflege (E)
Ziele	• Sofern noch keine vorliegt, erhält der Patient eine gesicherte Diagnostik. • Der *Patient* ist *stabilisiert*. • Der *Patient* bleibt in seinem *sozialen Umfeld*. • Eine Eigen- und Fremdgefährdung kann ausgeschlossen werden. • Die *Einweisung* in ein *Krankenhaus* kann *vermieden* werden. • Die akute Krankheitsphase kann überwunden werden. • Eine *Verschlimmerung* der Krankheitsphase ist *vermieden* worden.
Voraussetzungen	• Akute *Selbst- oder Fremdgefährdung* • *Stabilisierung ambulant* (Module K1-4) *nicht möglich* • Herausforderndes Verhalten, hoher Bewegungsdrang (Hinlauftendenzen) und Aggression, Verlust der Impulskontrolle
Leistungserbringer	p-FA/g-HA, Notarzt, p-BP, Personal der stationären Pflege

	Psychiatrische Krisenintervention in der vollstationären Pflege (E)
Aufgaben	
Einrichtungen nach §43 SGB XI/altern. Wohnformen	• *Evaluation*: Wiederholung der Krankenbeobachtung der häufigsten Notfälle in der Altenpflege • Evaluation Schmerzeinschätzung bei Demenz, Auswerten von nonverbalen Signalen bei verschiedensten Notfällen • *Notfallmanagementübungen* anhand von Fallstudien für häufige Notfälle in der Altenpflege unter Einbeziehung der dementiellen Veränderung • Erstellen einer *Notfallmappe* für die Krankenhauseinweisung • Dokumentation, Evaluation und Verbesserung der Zusammenarbeit mit allen am Notfall beteiligten Berufsgruppen • validierender Umgang
p-FA, (g-)HA	• falls Krisenplan einschließlich vom p-FA verordnete Notfallmedikation bei Patient vorhanden: Einnahme unter Anleitung der p-BP oder des anwesenden Arztes, erneute Aufklärung des Patienten • Dokumentation und Evaluation
p-BP	• *Wirkungen und Nebenwirkungen der Medikation sowie die Compliance werden über die Einnahmedauer hin von p-BP ggf. unter Rücksprache mit p-FA und Personal der stationären Einrichtung beobachtet.* • Kooperation mit den Pflegekräften: supervisorische Aufgaben, Anleitung bzgl. Umgang mit Bewohnern • Aufgaben nach Modul I7 • enge Absprache mit p-FA/g-HA • Dokumentation und Evaluation
Ort	aufsuchend in Einrichtungen der stationären Pflege/alternativen Wohnformen
Aufwand	variabel, je nach Bedarf
Ergebnis-dokumentation	Dokumentation der Notfallmappe
Implementierungs-hinweise	Angehörige als Partner während der Krise einbeziehen
Weitere Literatur	Bartholomeyczik et al. 2007
Anknüpfende Module	ggf. K2–K5

10 Kooperation und Qualitätssicherung (KQ)

	Behandlungskonferenzen
Ziele	• *Alle an der Behandlung des einzelnen Patienten beteiligten Akteure stimmen den Behandlungsplan und evtl. Probleme ab.* • Zusätzlich können Akteure, die nicht unmittelbar Teil des medizinischen (IV-)Systems sind, hinzukommen. • Aufgrund der Einbeziehung verschiedener Professionen und Perspektiven kann die Behandlungsqualität erhöht werden.
Leistungserbringer	p-FA/(g-)HA und p-BP
Aufgaben	
p-FA oder (g)HA in Kooperation mit p-BP	• *Initiieren* in Absprache mit dem jeweils anderen der Behandlungskonferenz
p-BP, alle beteiligten Akteure	• *Besprechung aller Patienten, die neu aufgenommen wurden oder einen Notfall durchlaufen*, z. B. nach Krisenintervention K1-7, oder in deren Behandlung sich aus anderen Gründen ein Absprachebedarf ergeben hat wie z. B. Fragen der PT zur Medikation o. a. • *Abgleich* psychopathologischer Befunde mit abgestimmten Parametern • *Gemeinsame* diagnostische und therapeutische *Feinabstimmung* • *Besprechung* von *Pflege-* und *Behandlungsmaßnahmen* • Neu aufgenommene Patienten sollen innerhalb von 14 Tagen erstmalig und danach in regelmäßigen Abständen vorgestellt werden. • *Überprüfung* und *Anpassung* des Behandlungs-/Pflegeplans und der Behandlungsleistungen, insbesondere regelmäßige Evaluation des weiteren Behandlungsbedarfs, an den Krankheitsverlauf • *Informationsaustausch* und *Koordination* sämtlicher Leistungsmodule • *Präzisierung* oder Neudefinierung von *Behandlungszielen* • Supervision des Gesamtprozesses, insbesondere bei Kriseninterventionen
Ort	• Praxis, ggf. in Räumen der APP-Dienste • z. T. telefonisch, insbesondere für Leistungserbringer, die nicht fest in das IV-System integriert sind, z. B. externe PT
Aufwand	• 5 Min. pro Patient, gelegentlich ausführlichere Fallkonferenz • Häufigkeit bzw. Dauer der Behandlungskonferenzen abhängig von Anzahl der behandelten Patienten
Ergebnis-dokumentation	Teilnehmer der Behandlungskonferenz, Dauer, Vereinbarungen zu einzelnen Patienten
Implementierungs-hinweise	• *Behandlungskonferenzen dienen der Behandlungskoordination zwischen den an der Behandlung beteiligten Akteuren zur Überprüfung und Anpassung der Behandlungspläne.* • Inhalte der durchzuführenden Behandlungskonferenz sollten in Absprache der Teilnehmer individuell festgelegt werden. • Das Aussprechen einer Einladung für Leistungserbringer, die nicht Bestandteil des IV-Systems sind, sollte zu konkreten Anlässen oder in sinnvollen Abständen zur Behandlungskonferenz erfolgen. • Teilnahme an Behandlungskonferenzen sollte für Leistungserbringer, die nicht fest in dem beschriebenen IV-System integriert sind, erleichtert werden. Ihre Teilnahme könnte telefonisch stattfinden oder gebündelt bzgl. der jeweiligen Patienten zu Beginn oder Ende besprochen werden.

KQ2

	Konsiliar-, Beratungs- und Vernetzungsarbeit
Ziele	• Ein tragfähiges Netz an Kooperationsbeziehungen mit Akteuren, die an der Versorgung dementer Patienten beteiligt sind, ist etabliert. • Durch die Sensibilisierung und die persönliche Bekanntschaft der Akteure werden die rechtzeitige Zuweisung erkrankter Patienten, z. B. vom HA, und eine unkomplizierte, systematische Kooperation gefördert. Die regionalen Akteure sind über die Arbeit des Netzwerks informiert und kennen mögliche Ansprechpartner bzw. erhalten feste Ansprechpartner, z. B. HÄ. • *Flächendeckend sind innovative gerontopsychiatrische und interdisziplinäre Behandlungs- und Versorgungsnetze entwickelt worden.*
Voraussetzungen	Absprachen der regionalen FÄ/HÄ, Koordination durch den IV-Netzwerkmanager
Leistungserbringer	• *Initiator*: p-FA oder (g-)HA sowie Kostenträger/Managementgesellschaft • *Erbringer primär*: p-FA oder (g-)HA • *Kooperationspartner*: nicht fest in das System Eingebundene, z. B. PTs, SpDis, regionale komplementäre Leistungsanbieter
Aufgaben	
p-FA/g-HA/p-BP	• *aktives Zugehen* auf lokale HÄ mit Angebot der Beratung bzw. der Konsiliartätigkeit in Bezug auf Patienten mit demenziellen Störungen; Kontaktdaten und ggf. telefonische Beratungssprechzeit mitteilen
IV-Netzwerkmanager	• *Informationsbroschüre* für HÄ, FÄ, externe PTs, SpDi, HKP, regionale komplementäre Leistungsanbieter. Krankenhausärzte, Notfallärzte, Betreuer, Polizei, Rettungsdienste und ggf. Vertreter der Kommunen zu den regionalen Leistungsanbietern (s. Netzwerkaufgaben (KQ6)) • *kontinuierlicher, niedrigschwelliger Ansprechpartner* für die Kooperationspartner und das psychosoziale Netzwerk • *Verbesserung* der *Koordination* mehrerer Unterstützungsangebote
Ort	• meist telefonisch (ausgenommen Erstkontakt) • ansonsten p-FA/(g-)HA-Praxis oder Räume der Kooperationspartner
Aufwand	• Vorbereitung/Bekanntmachung: abhängig von der Region, pro Kooperationspartner, mglw. aufsuchend: 30 Min. • fortwährend: ca. 20 Min. pro Woche bei ca. zehn Kooperationspartnern

Ergebnisdokumentation	*Durchführung der Konsiliar-, Beratungs- und Vernetzungstätigkeit:*
	
	• Dokumentation:
	  – Aufwand der erbrachten Leistung?
	  – erbrachte Leistung: Welche Themen wurden besprochen?
	  – Wer hat die Tätigkeit genutzt?
	
	Verbreitung des Moduls:
	
	• Dokumentation:
	  – Wer?
	  – Wo?
	  – Wann?

Implementierungshinweise	• Bereits bestehende Netzwerke im Sozialpsychiatrischen Verbund sind zu berücksichtigen/zu nutzen, ggf. Kooperationen zu schließen (Vermeidung von Parallelstrukturen). • Regionale gerontopsychiatrische Versorgung kann durch den SpDi im Rahmen der Netzwerketablierung gesteuert werden. • Beratung ist entscheidend für einen zielgerichteten Zugang von Patienten und Angehörigen in das vernetzte Versorgungssystem.

Konsiliar-, Beratungs- und Vernetzungsarbeit

- Bei Verbreitung und Vermittlung von anderen demenzspezifischen Versorgungsangeboten und der Kooperation mit ihnen in den jeweiligen Praxen gilt die Berücksichtigung der in einer allgemeinärztlichen Praxis vertretenen breiten Palette an behandelbaren Krankheiten. Daher fordern diese ein aktives Vorgehen, bspw. nicht nur Materialien zuschicken, sondern die Praxis aktiv aufsuchen.
- Bei der Organisation von sektorenübergreifenden Kooperationsnetzen können folgende Fragen/Kriterien wichtig sein:
  - Definition Kooperation
  - Identifikation von Förderfaktoren (z. B. persönliches Kennen) und Hürden
  - Frequenz und Ort der Treffen möglichst vor Ort (z. B. Pflegekonferenzen)
  - Orientierung am Patientenbedarf
  - Einbau von »models of good practice«
  - Verwendung von Instrumenten für Kooperationstreffen
  - Klärung von Rollen
  - Standardisierung der Kommunikationswege
  - Etablierung von Rückmeldealgorithmen
  - Abstimmung der jeweiligen Leitlinien
- *Etablierung von Patientenlotsen bzw./oder Case- oder Disease-Managern*, die
  - in örtlicher Nähe sein sollten,
  - die Versorgungsstrukturen kennen bzw. Kontakte zu wichtigen Akteuren haben,
  - Beratungskompetenz haben,
  - in dringenden Fällen die Patienten übernehmen können und
  - eine entsprechende Weiterbildung haben.
  - Alternativ können kompetente Angehörige das CM übernehmen.
- Bedarfsanalyse, Betreuungsplan, Angebote und Dienste sollten nicht zufallskoordiniert werden, sondern die Vermittlung/Kenntnis sollte eindeutig verantwortungsvoll und rechtsverbindlich bei einem Verantwortlichen liegen. Eine gute Vermittlung kann bspw. durch eine Altenhilfe der Kommune realisiert werden.

Weitere Literatur	Hirsch 2008; Fendrich et al. 2010; Holle et al. 2009
Interviews	HAE II; HAP; PfE; AE; APPP; HAE I; PfP; BSt; PsyE
Anknüpfende Module	KQ6

KQ3

Qualitätsmanagement

Ziel	• Über die Dokumentation von Qualitätsindikatoren wird Transparenz hergestellt. • *Patienten, Angehörige und andere Teilnehmer des Versorgungsnetzes können Anregungen und Beschwerden einreichen*, die konstruktiv weiterverarbeitet werden.
Leistungserbringer	• *Initiator*: Kostenträger/Managementgesellschaft • *Erbringer*: Leistungserbringer des ambulanten Versorgungssystems (p-FA oder (g-)HA-Praxis, PT, p-BP) und Kostenträger
Aufgaben	
p-FA, (g-)HA, Psy, PT und p-BP	• *Dokumentation von Qualitätsindikatoren* (QI): Vorliegen von Diagnostik und Monitoring, Aufklärung, Vorliegen eines Behandlungsplans, Angehörigengespräch durchgeführt, PEI durchgeführt, regelmäßige Behandlungskonferenzen, Wartezeit auf Psychotherapie, Wartezeit auf p-FA-Termin nach Klinikaufenthalt, Krankenhaustage • Bericht an den Kostenträger 1x pro Halbjahr

	Qualitätsmanagement
Netzwerk-mitarbeiter/ Kostenträger	• *Bearbeitung von Patienten- und Angehörigenbeschwerden* sowie Beschwerden anderer Netzwerkpartner (kurzfristig) • *Rückmeldung an die Leistungserbringer über QI* in Form einer Benchmark-Analyse alle 6 Monate, Ansprechpartner bei Fragen und Problemen • Gewährleisten des Qualitätsmanagements, der Qualitätssicherung und der Wirtschaftlichkeit
Aufwand	Datenpflege und -aufbereitung (Tagesordnung, zu bearbeitende Beschwerden, Anfragen etc.): 2-4 h/Quartal
Ergebnis-dokumentation	• Dokumentation der Beschwerden von Patienten, Angehörigen oder anderen Leistungsanbieter und ggf. der Lösung (s. KQ6) • Dokumentation des Ergebnisses der QI- Analyse • Dokumentation von Krankenhaustagen
Anmerkungen	• Die Ermittlung von evidenzbasierten Qualitätsindikatoren, z. B. Lebensqualität von Menschen mit Demenz, die praxistauglich sind, ist schwierig. Sie könnten lediglich bestimmte Ausschnitte im Behandlungsablauf darlegen. • Mit unpassenden QI könnte ein Qualitätsmanagement überflüssig werden.
Implementierungs-hinweise	• Krankenhaustage werden aus Qualitätsgründen dokumentiert. Hierbei werden Akut- und Rehakliniken wegen möglicher Verlagerungseffekte gleichgesetzt. • Ein systematisches und standardisiertes Beschwerdemanagement ist zu empfehlen. • Qualitätsstandards sollten vor ihrer Umsetzung beschrieben werden • Qualitätsziele für die Demenzversorgung sind das Metaziel eines möglichst langen Verbleibens im eigenen häuslichen Umfeld. Gleichzeitig umfassen die Qualitätsziele die vier Kernziele: Optimierung der medizinischen Versorgung, Optimierung von Pflege, Entlastung für Angehörige, Verbesserung von Koordination und Kooperation sowie detaillierte Teilziele. • Empfehlenswert ist die Einrichtung eines Critical Incident Reporting System (CIRS). In dieser Online-Plattform berichten Netzwerke, MVZ, Ärzte, o. ä. anonym über negative Erfahrungen, die durch das CIRS in Verbesserungsvorschläge umgewandelt werden.
Interviews	HAE I; HAE II; APPP
Anknüpfende Module	KQ5/6

KQ4

	Fort- und Weiterbildung
Ziele	• *Die Leistungsanbieter des ambulanten Versorgungssystems und die Kooperationspartner werden kontinuierlich fortgebildet.* • Sie verfügen so über einen gemeinsamen Wissensbestand bzgl. der Erkrankung und deren Behandlung. Die Versorgungsqualität wird erhöht. • Die Veranstaltungen bieten Gelegenheit zum Kennenlernen sowie einen formellen und informellen Austausch zwischen unterschiedlichen Professionen und Institutionen.
Voraussetzungen	*Leistungsanbieter des ambulanten IV-Versorgungssystems oder Kooperationspartner*
Leistungserbringer	• *Initiator*: Kostenträger/Managementgesellschaft • *Dozenten*: thematisch geeignete Experten

	Fort- und Weiterbildung
	• *Teilnehmer*: (p-)FÄ, (g-)HÄ, p-BPs, HKP, PT, Psy, SpDi, regionale komplementäre Leistungsanbieter, KH-Ärzte, Notärzte, Betreuer, Polizei und Rettungsdienste, und ggf. Vertreter der Kommune – abhängig vom Thema der Fortbildung kann die Teilnahme auch nur für einzelne Professionen interessant sein.
Aufgaben	Festlegung des Teilnehmerbereichs
Kostenträger/ Managementgesell-schaft	• *Organisation der Fortbildungsveranstaltungen*: Festlegung der Themen unter Berücksichtigung von Vorschlägen aus dem Teilnehmerkreis, Dozentensuche, usw. • Dokumentation und Evaluation
Ort	geeignete Räume, z. B. Praxisräume
Aufwand	• Organisation: 10 h • ggf. Raummiete • Teilnahme an Fortbildung erfolgt unentgeltlich
Ergebnis-dokumentation	Teilnehmer, Inhalte, ggf. Evaluationsbögen
Anmerkungen	Beratung und Trainingsprogramme für Ärzte oder die Verteilung von Leitlinien reicht nicht allein zur Wissenserweiterung bei HÄ.
Implementierungs-hinweis	• Es könnte die Möglichkeit der Erhöhung der Resonanz über die *Vergütung mit CME-Punkten* bestehen. • Curricula auf *Interessen/Versorgungsrealität von HAs abstimmen* und sowie diese möglichst *unter Mitarbeit von HA* ausarbeiten. • *Pflegekräfte sollten kontinuierlich* durch gerontopsychiatrische Fachkräfte in Alten-/Pflegeheimen begleitet und geschult werden (insbesondere Schulungen im Umgang mit herausforderndem Verhalten, z. B. Alternativen zu Fixierungen). • Verpflichtende gerontopsychiatrische und demenzspezifische Weiterbildung für FÄ/HÄ, Zusatzqualifikation für HÄ sollte vorliegen. • Vermittlung von Fortbildungen für HÄ durch entsprechende Öffentlichkeitsarbeit, z. B. in Fachzeitschriften oder durch Peers, sollte stattfinden.
Weitere Literatur	Gutzmann und Haupt 2009; Hasselbalch et al. 2007; Holle et al. 2009; Kuske et al. 2007
Interviews	BSt; PsyE; APPP; FAE

KQ5

	Arbeitskreis Qualitätssicherung
Ziele	• *Ziel ist es, an der Sicherung und Verbesserung der Qualität des Versorgungsnetzes bzw. der erbrachten Leistungen kontinuierlich zu arbeiten.* • Längerfristig kann durch die Umsetzung der Qualitätssicherungsmaßnahmen der Behandlungspfad kontinuierlich optimiert und aktualisiert werden.
Leistungserbringer	möglichst alle beteiligten Leistungserbringer einschließlich der Kostenträger/Managementgesellschaft, Kooperationspartner, Patienten- und Angehörigenvertreter, Vertreter der Kommune
Aufgaben	
Allgemein	• *regelmäßige Diskussion* der Ergebnisse der Qualitätssicherung (KQ3) sowie allgemeine Qualitätsprobleme • *Erarbeitung/Überprüfung von Verbesserungsvorschlägen*

Arbeitskreis Qualitätssicherung	
Kostenträger/ Managementgesellschaft	• *initiiert* und *organisiert* die Veranstaltung in halbjährlichem Abstand • *Weiterleitung* der Ergebnisse und Beschlüsse an die am Versorgungsnetz Beteiligten
Alle Teilnehmer	• *Analyse* und *Optimierung* der *Zusammenarbeit* im ambulanten IV-Versorgungssystem und darüber hinaus • Diskussion der Ergebnisse aus KQ3 und weiterer Qualitätsprobleme • Erstellung des Programms und Ergebnisprotokolls durch zuvor festgelegten verantwortlichen Erbringer • Meldung bzw. Vorschlagen von Agenda-Punkten durch alle Beteiligten an den zuvor festgelegten verantwortlichen Erbringer • Weiterleitung des Ergebnisprotokolls an den Kostenträger
Ort	geeignete Räume
Aufwand	• Vorbereitung ca. 1 h, Durchführung ca. 2 h • ggf. Raummiete sowie Aufwandsentschädigung für Teilnahme und Teilnahmebescheinigung
Ergebnisdokumentation	• Ergebnisprotokoll (Versand an Arbeitskreisteilnehmer) • ggf. aktualisierter, regional angepasster Behandlungspfad mit entsprechender Mitteilung an alle Leistungserbringer
Implementierungshinweis	• Idealerweise sollten die Arbeitskreise/Qualitätszirkel regelmäßig und berufsgruppenübergreifend stattfinden. • Die Ergebnisse sollten im Anschluss an die Veranstaltung zeitnah an alle Beteiligten geschickt werden. Auf mögliche Veränderungen im Behandlungspfad sollte besonders hingewiesen werden. • *Für Akteure, die nicht unmittelbar zum Versorgungsnetz gehören, könnte eine Kurzversion erstellt werden.* Diese enthält lediglich Rückmeldungen über einzelne relevante Ergebnisse und nicht über alle in die Versorgungsverträge hineinreichenden Details, ähnlich einem Newsletter.
Interviews	PsyE; FAP
Anknüpfende Module	KQ3

KQ6

Netzwerkaufgaben des IV-Netzwerkmanagers	
Ziele	• *Die Ärzte und die ausführenden Pflegekräfte der ambulanten Pflegedienste des Versorgungsnetzes werden in ihren Konsiliar- und Kooperationsaufgaben unterstützt.* • Alle Leistungserbringer des Versorgungsnetzes sind über die regionalen Angebote informiert, die Unterstützung für Demenzpatienten anbieten. • Leistungserbringer und Kooperationspartner des Versorgungsnetzes profitieren von unabhängigen, qualitativ hochwertigen Weiterbildungsveranstaltungen.
Leistungserbringer	Kostenträger/Managementgesellschaft
Aufgaben	• *Erstellung* eines *Verzeichnisses regionaler Leistungsanbieter* und *regelmäßige Aktualisierung*: Kontaktdaten, Sprechzeiten, ggf. Spezialisierungen von FÄ, Psychotherapeuten, APPs, Rückzugsräumen, Kliniken, Selbsthilfegruppen, komplementären und rehabilitativen Angeboten, Betreuungsverein, etc. • *Aushändigen* der *Broschüren* an *IV-Leistungsanbieter* (p-FA, (g-) HA, p-BP, Psy, PT) und evtl. Kooperationspartner (HKP) oder *Bereitstellen* dieser Informationen über ein IT-System, Internet oder per E-Mail • *Unterstützung* der FÄ/HÄ innerhalb des Moduls Konsiliar- und Vernetzungsarbeit (KQ2)

Netzwerkaufgaben des IV-Netzwerkmanagers	
	• *Organisation* von Weiterbildungen und ggf. des Arbeitskreises Qualitätssicherung (KQ4 und 5) • *Aushändigen* von unabhängigen *Patienten-* und *Angehörigeninformationen*
Aufwand	• abhängig von den regionalen Gegebenheiten und den bereits vorliegenden Informationen • *erstmalig*: 40 h • *fortwährende Prüfung*: halbjährlich, 4 h
Ergebnisdokumentation	• Informationsbroschüre regionaler Leistungsanbieter • weitere Ergebnisse: siehe KQ2 und KQ4, dort enthalten
Anmerkung	Kooperationen ohne Managementgesellschaft werden oft privatwirtschaftlich oder ehrenamtlich bzw. mit eigenem Engagement betrieben, daher wird bei einer solchen Vernetzungsarbeit eine angemessene Finanzierung gewünscht.
Implementierungshinweise	• *Steuerung durch Managementgesellschaft sollte möglichst unabhängig sein, aber nicht in die Hand eines einzigen Players gegeben werden.* • Ggf. sollte eine Abstimmung mit dem regionalen Psychiatriekoordinator stattfinden.
Interviews	FAP; HAE I; AE
Anknüpfende Module	K2

11 Implementierung

Mangel an Versorgungskonzepten und IV-Verträgen

Der Transfer von wissenschaftlichen Erkenntnissen in die Versorgungspraxis ist ein generelles Problem (Kirchner, Fiene und Ollenschläger 2003; Kliche und Touil 2011). Im Rahmen der Implementierung von Leitlinien wird der Transfer beispielsweise dadurch behindert, dass Akteure der medizinischen Versorgung häufig mit widersprüchlichen Leitlinienempfehlungen konfrontiert sind und deren Bezug zu lokalen Begebenheiten fehlt. Konkrete IV-Konzepte in Bezug auf Demenzerkrankungen haben nach Kaduszkiewicz/van den Bussche (2005) z. T. noch keinen hohen Entwicklungsstand und zeigen noch zu wenig detaillierte Diagnose- und Behandlungswege auf. Zudem sind IV-Konzepte häufig nicht konsensfähig und basieren nicht auf evidenzgestützten Grundlagen, welche dagegen z. B. in S 3-Leitlinien enthalten sind. Bohlken (2005) kritisiert in diesem Zusammenhang, dass IV-Vorhaben zunehmend restriktiver gehandhabt werden und die meisten Planungen für integrierte Versorgungskonzepte auf bereits vorhandenen Verbundstrukturen aufbauen. Zudem sind IV-Verträge für psychische Erkrankungen überwiegend noch im stationären statt im ambulanten Bereich angesiedelt (Kaduszkiewicz und van den Bussche 2005).

Implementierung diagnostischer und therapeutischer Bausteine

Der hier ausgearbeitete Behandlungspfad zur ambulanten integrierten Versorgung von Menschen mit Demenz ist nach unserem Wissen in der vorliegenden ausführlichen Fassung einer der ersten Behandlungspfade für die demenzspezifische ambulant-psychiatrische Versorgung. Zum einen soll er durch Anpassung der Leitlinienempfehlungen im Zuge einer vorangegangenen Analyse lokaler Strukturen, Prozesse und klinischer Algorithmen als Implementierungshilfe für vorhandene Leitlinien dienen (Dick et al. 2006; Schnabel et al. 2003; Selbmann und Kopp 2005; Weinbrenner und Ollenschläger 2008). Er soll helfen, evidenzbasierte diagnostische, therapeutische und pflegerische Bausteine in die ambulante Versorgungspraxis zu integrieren und bestehende Schwierigkeiten in den Versorgungsstrukturen abzubauen. Zum anderen kann er Grundlage für Verträge im Rahmen von strukturierten Versorgungsmodellen sein, wie z. B. der Integrierten Versorgung nach § 140a-d SGB V. Allgemein soll der vorliegende Behandlungspfad einen Beitrag zu einem leichteren Transfer von wissenschaftlichen Erkenntnissen in die ambulante Versorgung von Menschen mit Demenz und einer höheren Versorgungsqualität leisten.

Implementierung des Behandlungspfades verlangt eine Veränderung von Routinen

Implementierung bedeutet, die Inhalte des Behandlungspfades in individuelles Handeln in der alltäglichen Versorgungspraxis zu transferieren (Kirchner et al. 2003). Sie verlangt daher die Veränderung von Routinen auf Struktur-, Einstellungs- und Verhaltensebene (Schnabel et al. 2003). Bisherige Erfahrungen mit Leitlinien weisen auf eine Reihe von Faktoren hin, die zur erfolgreichen Umsetzung beitragen oder eine Implementierung behindern (Kirchner et al. 2003; Kliche und Touil 2011; Selbmann und Kopp 2005). Diese reichen vom Entwicklungsprozess des Behandlungspfades über das Verhältnis von Kosten und Nutzen für die Akteure bis hin zur Durchführung von begleitender Evaluation und seiner nachhaltigen Verankerung in Routinen. Implementierungsfaktoren betreffen z. B. Honorierungssysteme, Qualitätszirkel, Berichterstattungs- und Informationssysteme sowie die Einrichtung multi- und interdisziplinärer Teams (Kirchner et al. 2003). Da der vorliegende Behandlungspfad zunächst auf der Basis einer Leitlinienrecherche erstellt und anschließend um einzelne Schritte indikationsspezifischer Behandlungsprozesse erweitert wurde, ist von ähnlichen Implementierungsfaktoren auszugehen.

Ownership und lokale Anpassung

Bei der Erstellung eines Behandlungspfades müssen zwei für die erfolgreiche Implementierung wichtige, entwicklungsspezifische Faktoren beachtet werden: 1. »Ownership« bzw. »zu Eigen machen«, d. h. die Mitbestimmung und -verantwortung relevanter Akteure bereits im Entwicklungsprozess des Behandlungspfades, und 2. die Passung des Behandlungspfades für die regionalen Rahmenbedingungen (Dick et al. 2006; Kirschner et al. 2007; Lelgemann und Ollenschläger 2006), [FAP]. »Ownership« wird gestärkt, wenn der ambulante Behandlungspfad unter maßgeblicher Beteiligung der an der Versorgung beteiligten Akteure, d. h. Ärzte und andere beteiligte Professionen im entsprechenden Indikationsbereich, entwickelt wird. Um eine wissenschaftlich ausgerichtete Entwicklung des Behandlungspfades zu ermöglichen, wurde der vorliegende Behandlungspfad unter Federführung einer Universität erstellt. In den Entwicklungsprozess wurden darüber hinaus bundesweit agierende Experten der Demenzversorgung aus Wissenschaft, Verbünden und Versorgungspraxis sowohl im Rahmen einer Befragung als auch einer Konsentierung einbezogen. Des Weiteren orientiert sich der diagnosespezifische Behandlungspfad an regional unabhängigen Leitlinien. Alle aufgeführten Punkte sprechen für eine bundesweite Verwendung des Behandlungspfades. Um die lokale Anpassung als zweiten Implementierungsfaktor zu berücksichtigen, sollte die Eignung des Behandlungspfades vor dem Hintergrund der regionalen Rahmenbedingungen stets überprüft und dahingehend angepasst werden. Insbesondere sollten dabei grundlegende Unterschiede zwischen ländlichen und städtischen Regionen in den Versorgungsstrukturen, z. B. vorhandene (Fach-)Arztpraxen, Angebote der APP oder verfügbare Beratungsstellen, bedacht werden (Berg et al. 2009; Fendrich et al. 2010; Wüstenbecker et al. 2011), [BSt; HAP].

Barrieren bei der Erstellung und Umsetzung von Behandlungspfaden sind v.a. der zeitliche, personelle und finanzielle Aufwand (Audebert et al. 2006; Kirschner et al. 2007). Dies ist speziell vor dem Hintergrund der zeitintensiven Versorgung von Menschen mit Demenz zu betrachten [HAE I]. Ein hoher Aufwand entsteht ebenso bei der Entwicklung und Umsetzung des Behandlungspfades wie bei der Initiierung von Kooperationsbeziehungen. Bei der Umsetzung der Diagnostik-, Behandlungs- und Kooperationsmodule gemäß dem hier vorliegenden Behandlungspfad werden die Leistungserbringer v.a. Zeit für Kooperation, Dokumentation und Administration benötigen. Insbesondere in der Anfangsphase kann deshalb der Aufwand subjektiv den Nutzen überwiegen und so den Erfolg einer Implementierung gefährden. Viele Leistungserbringer, v.a. Haus- und Fachärzte, geben bereits jetzt Zeitmangel und eine hohe Auslastung bzw. Überlastung an. Deshalb wurde die Funktion einer Managementgesellschaft als externer professioneller Partner sowie Initiator und Organisator der kooperativen Behandlung als wichtige Unterstützungs- und Entlastungsmöglichkeit für praktizierende Gesundheitsakteure in den vorliegenden Behandlungspfad integriert. Managementgesellschaften handeln u. a. Verträge mit Krankenkassen aus, stellen Informationen und Kontakte zu potenziellen Mitbehandlern bereit und veranlassen Weiterbildungsveranstaltungen. Daneben könnten finanzielle Anreizsystem als Anerkennungs- und Entlastungsmöglichkeit einen kleinen Beitrag leisten.

Nicht zuletzt muss ein erfolgreicher Behandlungspfad spürbare Qualitätsverbesserungen nicht nur für die Patienten mit sich bringen, sondern auch für die Leistungserbringer praktikabel und attraktiv sein, um nachgefragt zu werden. In diesem Zusammenhang steht in der Kritik, dass Behandlungspfade aufgrund ihrer wirtschaftlichen Ausrichtung die Patienteninteressen zu stark in den Hintergrund drängen (Audebert et al. 2006; Dick et al. 2006). Hinzu kommt, dass die hohe Komplexität und interindividuelle Variabilität einer psychiatrischen Erkrankung, die für Demenzerkrankungen typisch sind, oft als prinzipielles Hindernis für die Erstellung psychiatrischer Behandlungspfade gesehen wird (Godemann et al. 2010). Auch muss die häufig auftretende Multimorbidität unter den Menschen mit Demenz berücksichtigt werden. Im vorliegenden Behandlungspfad ist daher eine kontinuierliche Begleitung der Patienten und ihrer Angehörigen durch eine aufsuchende (geronto-)psychiatrische Bezugspflegekraft, die eine Art Case-Management-Funktion aufweist, vorgesehen. Dadurch können Haus- und Fachärzte entlastet und eine Steigerung von Qualität und Transparenz für den Patienten erreicht werden. Zusätzlich könnte den möglichen Problematiken einer geringeren Praktikabilität für beteiligte Akteure der Gesundheitsversorgung und eines geringeren Nutzens für die Patienten entgegengewirkt werden. In vielen Fällen wird die Bezugspflege durch eine APP übernommen. Dies setzt jedoch eine Verfügbarkeit von Angeboten der APP sowie entsprechender Ausbildungshintergründe und Personalkapazitäten in der Region voraus. Der Behandlungspfad sieht vor, die Intensität des Case Managements dem Unterstützungsbedarf einzelner Patienten und Angehöriger anzupassen. Diese Anpassung soll gemeinsam mit der Möglichkeit einer individuell zugeschnittenen Modulwahl der Komplexität einer Demenzerkrankung, insbesondere auch im Hinblick auf ihre möglichen Begleitsymptome wie herausforderndes Verhalten oder Depression, gerecht werden.

Um die Inhalte des Behandlungspfades in der Versorgungspraxis umzusetzen, reicht die passive Dissemination dieser Inhalte, z. B. als Vertragsanhang für die Leistungsanbieter oder

Anforderungen an einen erfolgreichen Behandlungspfad

Kombinierte Strategie aus edukativen, finanziellen, organisatorischen und regulativen Elementen

passive Edukationskonzepte wie Veröffentlichungen und Vorträge, nicht aus (Koitka 2010; Schnabel et al. 2003; Selbmann und Kopp 2005). Eine kombinierte Strategie, wie sie auch aus der Implementierung von Leitlinien bekannt ist, scheint deswegen erforderlich. Zur kombinierten Strategie gehören edukative, finanzielle, organisatorische und regulative Elemente (Kirchner et al. 2003; Selbmann und Kopp 2005).

Beispiele für edukative Elemente Beispiele für edukative Elemente sind die im Behandlungspfad festgeschriebenen Module KQ4 und KQ5 (Weiterbildung und Arbeitskreis Qualitätssicherung). Neben erforderlichen Weiter- und Fortbildungen für Haus- und Fachärzte zur Diagnostik und Behandlung von Menschen mit Demenz könnten speziell für niedergelassene Hausärzte von sog. »Peers« initiierte Qualitätszirkel zu einer höheren Resonanz beitragen und auf Allgemeinmediziner zugeschnittene Lerninhalte ermöglichen [BSt; PsyE]. Als weiteres edukatives Element für eine erfolgreichere Implementierung dieses Behandlungspfades wäre vor dem Hintergrund des zunehmenden Mangels an niedergelassenen Ärzten das zukunftstaugliche Delegationsmodell »AGnES« (**A**rztentlastende, **G**emeindenahe, **E**-Healthgestützte, **S**ystemische Intervention (Berg et al. 2009; Drach 2007; Fendrich et al. 2010) denkbar, das umfangreichere Schulungen für Fachkräfte beinhaltet. Grundsätze dieses Modells wurden in der Erstellung des Behandlungspfades berücksichtigt, z. B. in den Modulen A1 und A2. Hier wird darauf hingewiesen, dass geschulte Fachkräfte zur Feststellung einer Demenzerkrankung einen Teil der diagnostischen Verfahren, z. B. MMST, DemTect oder UZT, sowie Monitoring-Aufgaben in der Behandlung übernehmen könnten. Da bisher Demenzerkrankungen unter den AGnES-Modellprojekten nur einen kleinen Teil ausmachten, müssten weitere, indikationsspezifische Wirksamkeitsstudien stattfinden, um die Effektivität eines solchen Modells in Bezug auf Demenzerkrankungen belegen zu können. Ein edukatives Element bilden auch grafisch dargestellte Algorithmen zu wichtigen Pfadinhalten, die den Leistungsanbietern als Praxishilfen dienen und somit zu einer höheren Anwenderfreundlichkeit beitragen können. Im vorliegenden Behandlungspfad wurden relevante Module, welche wichtige Pfadinhalte sind, in Form von Algorithmen zu allgemeinen Versorgungsabläufen und Abläufen zur Behandlung und Diagnostik visualisiert.

Behandlungspfadtreues Verhalten durch monetäre Anreize Weiterhin gehören finanzielle Elemente, d. h. ein entsprechendes Vergütungssystem, zu einer erfolgreichen Implementierungsstrategie. Gezielte monetäre Anreize für behandlungspfadtreues Verhalten verstärken die Umsetzung der edukativen Ansätze, die wiederum auf die Wissens- und Einstellungsebene der Adressaten abzielen. Während Diagnose- und Behandlungsschritte meist über die Gebührenordnung für Ärzte (GOÄ) und Pflegeleistungen über die festgelegten Leistungskomplexe abgerechnet werden können, bleiben z. B. spezielle finanzielle Anreize für zusätzliche Beratungs- und Aufklärungsgespräche (Modul AK), die Dokumentation der Behandlung sowie Vernetzungs- und Konsiliartätigkeiten (Modul KQ2) offen. Ein Vergütungssystem für Beratungs- und Aufklärungsgespräche sowie für Dokumentationen ist z. B. aus strukturierten Behandlungsprogrammen der Krankenkassen für chronische Kranke (Disease Management Programme – DMP) bekannt. Vernetzungsarbeit wird vorwiegend privatwirtschaftlich und ehrenamtlich betrieben und selten explizit vergütet (Ungewitter et al. 2010), [HAE I]. Denkbar wäre ein finanzieller Anreiz für Vernetzungs- und Kooperationstätigkeiten z. B. mit einer Kombination aus einer Einzelleistungsvergütung pro Kooperation (»fee for service«) und Vergütungen für eine Teilnahme an entsprechenden Gremien der psychiatrischen Versorgung als Kooperationsbasisleistung (Ungewitter et al. 2010). Eine weitere Möglichkeit für solche Vergütungen wären »Pay-for-Perfomance«-Modelle[10] (Amelung 2010).

Organisatorische und regulative Elemente Organisatorische und regulative Elemente, die zur Umsetzung des Behandlungspfades erforderlich sind, betreffen die Versorgungstrukturen und das Management (Kirchner et al. 2003; Koitka 2010; Selbmann und Kopp 2005). Wirksame Strategien sind die Entwicklung eines computergestützten Dokumentations- und Informationssystems für die Versorgungspraxis und darin integrierte Erinnerungssysteme. IV-Netzwerkmanager bzw. Kostenträger können anhand einer laufenden, systematischen Auswertung der Dokumentations- und Routinedaten Qualitätssicherungsaspekte bei der Umsetzung des Behandlungspfades berück-

---

10 Unter dem Begriff »Pay for Performance« (P4P) werden monetäre Anreizsysteme zur qualitätsorientierten Verhaltenssteuerung des Leistungserbringers subsumiert.

sichtigen. Unter expliziter Beachtung der Erfahrungen und Wünsche der an der Umsetzung beteiligten Akteure kann eine entsprechende Anpassung des Behandlungspfades erfolgen. Die Akteure profitieren von zeitnahen individuellen Rückmeldungen zu Leistungen und Benchmarking sowie einer kontinuierlichen Beratung und Unterstützung durch IV-Netzwerkmanager telefonisch oder vor Ort. Bezüglich der Implementierung von Netzwerkkooperationen weist Schubert (2008) darauf hin, dass Kooperationszusammenhänge aufgrund ihrer Komplexität systematisch und vorrausschauend geplant werden sollten. Kompetenzen zur Netzwerkplanung werden deshalb zukünftig in allen Handlungsbereichen verstärkt gefordert. Zur Vorbereitung einer Netzwerkkooperation sollen Netzwerkplaner die Aufgabenstellung analysieren, die Generierung der Netzwerkpartner vorbereiten, den Ablauf des Ineinandergreifens vorstrukturieren und das Verfahren der gemeinsamen Zielformulierungen und Zielvereinbarungen moderieren. Weitere wichtige Aufgaben sind im Modul KQ6 (Netzwerkaufgaben) verankert. Insgesamt kann auch eine verbesserte horizontale und vertikale Vernetzung zwischen allen Professionen auf alle beteiligten Akteure der demenzspezifischen Versorgung motivierend wirken bzw. ihre »Pfadadhärenz« erhöhen: Es kann eine Arbeitserleichterung erfolgen, indem z. B. feste Ansprechpartner bekannt sind sowie eine fachliche Absicherung und Qualitätsverbesserung durch die z. B. im Modul KQ1 festgelegten Fallkonferenzen, Qualitätszirkel und Konsiliarien stattfinden (Dick et al. 2006; Kirschner et al. 2007).

Ein Großteil der Menschen mit Demenz bzw. ihrer Angehörigen sucht zunächst eine hausärztliche Praxis auf, zumeist aufgrund der oft langjährigen Beziehung zum eigenen Hausarzt. Deshalb werden Hausärzte in diesem Behandlungspfad insbesondere im Rahmen einer ersten Diagnostik (Modul A1) als wichtige Lotsen (Schicker 2008), [PfP; PfE] explizit berücksichtigt. Darüber hinaus spielen sie eine wichtige Rolle in der Weiterbehandlung der Patienten, die stets nach Absprache mit dem Facharzt erfolgen sollte (Modul I3). Darüber hinaus ist im Modul KQ2 (Konsiliartätigkeit) ein fester Kontakt zwischen Haus- und Facharzt geregelt, um die häufiger berichtete Schnittstellenproblematik zwischen den beiden Professionen zu reduzieren. *Der Hausarzt als Lotse*

Der vorliegende Behandlungspfad beschreibt einen idealtypischen Ablauf für diagnose- und behandlungsspezifische Prozesse in der Versorgung von Menschen mit Demenz. Er kann jedoch aufgrund der Individualität der krankheitsspezifischen Versorgungssituation keine starre Arbeitsanweisung sein, sondern dient vielmehr als Orientierung (Dick et al. 2006). Deshalb erfordert der vorliegende Behandlungspfad eine für die individuelle Versorgungssituation bezogene Auswahl und Anpassung der Module. Des Weiteren könnte die Durchführung der Module durch die beschriebenen Leitungserbringer von alternativen Fachkräften mit gleichwertiger Qualifikation übernommen werden. Stets wiederholende Pfadelemente, z. B. Module, können – aufgrund einer möglichen Erfolgstendenz – in neue, entsprechende Behandlungspfade integriert werden (Dick et al. 2006), wobei eine individuelle Anpassung an den regionalen Kontext stets im Fokus stehen muss. *Idealtypischen Ablauf an individuelle Versorgungspraxis anpassen*

Um die Wirkungen eines Behandlungspfades im Hinblick auf seinen Implementierungserfolg und die damit assoziierte Verbesserung der Versorgungsqualität zu überprüfen, wird eine Evaluation anhand von Indikatoren zur Erfassung von Struktur-, Prozess- und Ergebnisqualität empfohlen (Lelgemann und Ollenschläger 2006). Falls vorhanden, könnten bereits in Leitlinien definierte Qualitätsindikatoren als Grundlage zur Evaluation des Behandlungspfades dienen. Ein Evaluationssystem könnte in das bereits vorgeschlagene computergestützte Dokumentations- und Informationssystem integriert werden.

12 Ausblick

Bedarf an vernetzter Arbeitsteilung im Gesundheitswesen

In Deutschland existieren bereits zahlreiche Praxisnetze zur Unterstützung des integrierten Versorgungsansatzes, die sich jedoch hinsichtlich ihrer Ausprägung und Ausgestaltung unterscheiden.[11] Einer empirischen Studie nach erwarten 81 % der befragten niedergelassenen Ärzte in Deutschland und in der Schweiz, dass diese vernetzte Form der Arbeitsteilung im Gesundheitswesen noch weiter zunehmen wird (Schicker 2008). Dies spricht für eine wissenschaftliche Vertiefung dieses Versorgungsansatzes. Parallel besteht ein hoher Forschungsbedarf in allen Bereichen der (ambulanten) Demenzversorgung, der sich perspektivisch erhöhen wird, da Demenzerkrankungen zunehmend den Versorgungsalltag prägen werden (Wancata 2011), [FAE; HAE II]. Um den gegenwärtigen Versorgungsbedarf und die Versorgungssituation Demenzkranker adäquat beurteilen zu können, sind weitere epidemiologische Studien erforderlich, die alle Versorgungsbereiche berücksichtigen: Haus- und Fachärzte, Pflegende, Angehörige, Selbsthilfegruppen, ambulante Angebote, etc. In diesen Versorgungsbereichen sollten Ursachen für die ambulante Unterversorgung, fachspezifische Versorgungsgewohnheiten und gesundheitsökonomische Aspekte zum effizienten Einsatz vorhandener Ressourcen untersucht werden. Die Effektivität der Versorgung (Kunzmann et al. 2005) bzw. der Behandlungserfolg [AE; FAE; HAE I], v. a. in ihrem multidisziplinären und multimodalen Zusammenspiel (Hasselbalch et al. 2007), die medikamentöse und nicht-medikamentöse Versorgung sowie Potenziale in der ärztlichen Aus-, Weiter- und Fortbildung sind ebenfalls Felder mit hohem Forschungsbedarf (Bickel 2001; Riepe und Gaudig 2010; Stoppe 2011a), [FAP; HAE II; PsyE].

Hoher Forschungsbedarf in allen Bereichen der (ambulanten) Demenzversorgung

Auch der Bereich der Demenzdiagnostik wird als defizitär betrachtet; diesbezüglich besteht die Forderung nach Grundlagenforschung zu Früherkennung, diagnostischen Tests, vereinheitlichten Standards und Plausibilitätschecks (Hirsch 2008), [AE; HAE I; HAE II; PsyE]. Darüber hinaus sollten – u. a. durch den Dialog der unterschiedlichen Professionen – evidenzbasierte Standards sowie Versorgungsmodelle entwickelt werden, die integrativ somatische und psychiatrische Aspekte berücksichtigen (Hewer und Stark 2010; Holle et al. 2009), [AE; FAP]. Um dabei eine Vergleichbarkeit der Ergebnisse auf verschiedenen Versorgungsebenen sicherzustellen, sollten weitgehend einheitliche Erhebungsverfahren verwendet werden und neben Großstädten auch kleinstädtisch-ländliche Regionen berücksichtigt werden. Da die Versorgung älterer Menschen auch in Zukunft starken Veränderungen unterworfen sein wird, ist eine kontinuierliche epidemiologische Begleitforschung im zeitlichen Verlauf unabdingbar (Wancata 2011; Weyerer und Schäufele 2004).

Behandlungspfade als lernende Systeme

Behandlungspfade als zentraler Teil vernetzter, integrierter Versorgungsmodelle müssen als lernende Systeme verstanden werden. Um ihre Aktualität zu gewährleisten und sie weiterzuentwickeln, ist über den Konsentierungsprozess hinaus eine Rückkopplung mit lokalen Akteuren erforderlich. Dies schließt eine Pilotphase ein, in der Akzeptanz und Leistungsfähigkeit des Behandlungspfades getestet werden, sodass potenzieller Änderungsbedarf aufgezeigt und diesem entsprochen wird. Eine systematische und kontinuierliche Auswertung von Pfadverletzungen sowie Rückmeldungen zu Problemen, die IV-Netzwerkmanager von Ärzten, Patienten, Pflegern und anderen Akteuren erhalten, können dabei Hinweise auf Implementierungshilfen und Verbesserungspotenziale liefern (Koitka 2010; Salfeld, Hehner und Wichels 2008; Steinacher 2008). Trotz sorgfältiger Ausarbeitung dieses Behandlungspfades ist diese Art der unabhängigen, möglichst als Langzeituntersuchung angelegten Evaluation, in jedem Fall geboten (Kirchner et al. 2003; Koitka 2010; Reuster et al. 2008; Selbmann und Kopp 2005).

---

11 Schicker (2008) verortet die Anzahl von Praxisnetzen in Deutschland – abhängig von der Definition – zwischen 200 und 500.

Neben Rückmeldungen von praktisch-tätigen Akteuren können Veränderungen gesetzlicher oder struktureller Rahmenbedingungen sowie das Erscheinen neuer Leitlinien und Empfehlungen zu einem Anpassungsbedarf führen (Kirschner et al. 2007). Weitere Neuerungen im Bereich der ambulanten Demenzversorgung sind entsprechend zu berücksichtigen.

Literaturverzeichnis

Abbey, J., Piller, N., Bellis, A. de, Esterman, A., Parker, D., Giles, L., und Lowcay, B. (2004). The Abbey pain scale: a 1-minute numerical indicator for people with end-stage dementia. *Int J Palliat Nurs., 1*(10), 6–13.

Abholz, H.-H., und Pentzek, M. (2007). Hausärztliche Versorgung von Patienten mit einer Demenz – Gedanken auf Basis von Alltagserfahrung und empirischen Befunden. *ZFA – Zeitschrift für Allgemeinmedizin, 83*(2), 61–65.

Alzheimer's Disease International (ADI) (2011). *World Alzheimer Report 2011. The benefits of early diagnosis and intervention.* Retrieved from http://www.alz.co.uk/research/WorldAlzheimer Report2011.pdf

Amelung, V. (2010). Pay-for-Performance (P4P) – nur ein neues Modethema? *Gesundheitsökonomie und Qualitätsmanagement, 15*, 3–4. Retrieved from http://www.bmcev.de/fileadmin/Daten/Presse/ Medien_2010/Gesundheitsoek_Qualitaetsmanag_01-2010__Seite_3f.pdf

Arlt, S., Lindner, R., Rösler, A., und Renteln-Kruse, W. von (2008). Adherence to Medication in Patients with Dementia. *Drugs und Aging, 25*(12), 1033–1047.

Audebert, F. X., Büttner, R., Hartmann, P., Schölmerich, J., und Bollheimer, L. C. (2006). Behandlungspfade – praktikable Hilfe für den behandelnden Arzt? Beispiel: Abklärung bei Verdacht auf Tuberkulose. *Der Internist, 47*(7), 713–719.

Baile, W. F. (2000). SPIKES-A Six-Step Protocol for Delivering Bad News: Application to the Patient with Cancer. *The Oncologist, 5*(4), 302–311.

Bartholomeyczik, S., Halek, M., Sowinski, C., Besselmann K., Dürrmann, P., Haupt, M. et al. (2007). *Rahmenempfehlungen zum Umgang mit herausforderndem Verhalten bei Menschen mit Demenz in der stationären Altenhilfe.*

Basler, H. D., Hüger, D., Kunz, R., Luckmann, J., Lukas, A., Nikolaus, T., und Schuler, M. S. (2006). Beurteilung von Schmerz bei Demenz (BESD). *Der Schmerz, 20*(6), 519–526.

Bauer, J., und Neumann, M. (2009). Fahreignung und Fahrsicherheit bei Epilepsie. *Der Nervenarzt, 80*(12), 1480–1488.

Becker, S., Kaspar, R., und Kruse, A. (2006). Die Bedeutung unterschiedlicher Referenzgruppen für die Beurteilung der Lebensqualität demenzkranker Menschen. *Zeitschrift für Gerontologie und Geriatrie, 39*(5), 350–357. Retrieved March 23, 2012, from http://www.nar.uni-heidelberg.de/pdf/news letter/nl1_09_becker_etal_2006.pdf

Berg, N., Fiß, T., Meinke, C., Heymann, R., Scriba, S., und Hoffmann, W. (2009). GP-support by means of AGnES-practice assistants and the use of telecare devices in a sparsely populated region in Northern Germany – proof of concept. *BMC Family Practice, 10*(44), 1–8.

Berger, G. (2005). Longitudinal study on the relationship between symptomatology of dementia and levels of subjective burden and depression among family caregivers in memory clinic patients. *Journal of Geriatric Psychiatry and Neurology, 18*(3), 119–128.

Berger, M. (2004). Die Versorgung psychisch Erkrankter in Deutschland. *Der Nervenarzt, 75*(2), 195–204.

Bickel, H. (2001). Demenzen im höheren Lebensalter: Schätzungen des Vorkommens und der Versorgungskosten. *Zeitschrift für Gerontologie und Geriatrie, 34*(2), 108–115.

Bohlken, J. (2005). Ambulante Versorgung durch Psychiater nicht erwünscht? Jahrestagung der DGGPP. *NeuroTransmitter,* (3), 49–50. Retrieved October 13, 2011, from http://www.bv-neurologe.de/main/ img_neuro.php?SIDunddatei_id=658

Bohlken, J. (2007). Zukunftsperspektive für niedergelassene Neurologen und Psychiater: Ambulante Demenzversorgung. *Psychoneuro, 33*(7+8), 318–319.

Bohlken, J. (2008). Die künftige Rolle des niedergelassenen Nervenarztes. *NeuroTransmitter,* (2), 12–18.

Bortz, J. D. N. (2003). *Forschungsmethoden und Evaluation für Human- und Sozialwissenschaftler* (3. überarbeitete Auflage). Berlin, Heidelberg, New York: Springer-Verlag.

Brunner, C., und Spiegel R. (1990). Eine Validierungsstudie mit der NOSGER (Nurses' Observation Scale for Geriatric Patients), einem neuen Beurteilungsinstrument für die Psychogeriatrie. *Zeitschrift für Klinische Psychologie, 1990*(19), 211–229.

Bundesinteressenvertretung und Selbsthilfeverband der Bewohnerinnen und Bewohner Altenwohn- und Pflegeeinrichtungen (BIVA), M. K. und Keck, B. von (2008). *Ihre Rechte als Heimbewohnerinnen und Heimbewohner.*

Buschert, V. (2006). Gedächtnissprechstunden in Süddeutschland. *Zeitschrift für Gerontopsychologie und -psychiatrie, 19*(2), 81–88, from http://www.psycontent.com/content/g1344x8w75268561/full text.pdf

Calabrese, P. (2010). *Alzheimer-Demenz und Fahrtüchtigkeit: Einschränkung der Fahreignung wird häufig nicht akzeptiert.* Retrieved March 08, 2012, from http://www.zukunftsforum-demenz.de/pdf/doku_28_innen.pdf

Cooper, C., Carpenter, I., Katona, C., Schroll, M., Wagner, C., Fialova, D., und Livingston, G. (2005). The AdHOC study of older adults' adherence to medication in 11 countries. *American Journal of Geriatric Psychiatry, 13*(12), 1067–1076.

D'Amelio, R., Archonti, C., Falkai, P., und Pajonk, F. G. (2006). Psychologische Konzepte und Möglichkeiten der Krisenintervention in der Notfallmedizin. *Notfall + Rettungsmedizin, 9*(2), 194–204.

DEGAM (2008). *Demenz* (Stand: 2008. Geplante Gültigkeitsdauer: 12/2012 (Verlängerung möglich)). *DEGAM-Leitlinie: Vol. 12.* Düsseldorf: Omikron Publishing.

Denke, E.-M. (2011). *Stellvertretende Entscheidungen für Demenzkranke: mutmaßlicher Wille und andere determinierende Faktoren.* Dissertation, Medizinische Fakultät, München. Retrieved February 16, 2012, from http://edoc.ub.uni-muenchen.de/13072/

Deutsche Alzheimer Gesellschaft (2008). *Selbsthilfe Demenz: Das Wichtigste – Die Epidemiologie der Demenz.* Retrieved October 24, 2011, from http://www.deutsche-alzheimer.de/fileadmin/alz/pdf/factsheets/FactSheet01.pdf

DGPPN (2006). Vorwort zum Rahmenkonzept »Integrierte Versorgung Demenzen«. *Der Nervenarzt, 10,* 1263–1269. Retrieved January 06, 2012, from http://www.dgppn.de/fileadmin/user_upload/_medien/dokumente/integrierte-versorgung/iv-rahmenkonzept-demenz-nervenarztx.pdf

DGPPN (2009). *Diagnose- und Behandlungsleitlinie Demenz. Interdisziplinäre S3 Praxisleitlinien.* Berlin, Heidelberg: DGPPN (Deutsche Gesellschaft für Psychiatrie Psychotherapie und Nervenheilkunde), DGN (Deutsche Gesellschaft für Neurologie).

Dibelius, O., und Maier, W. (Eds.) (2011). *Versorgungsforschung für demenziell erkrankte Menschen* (1st ed.). Stuttgart: Kohlhammer.

Dick, B., Sitter, H., Blau, E., Lind, N., Wege-Heuser, E., und Kopp, I. Behandlungspfade in Psychiatrie und Psychotherapie. *Nervenarzt, 77,* 12–22.

Diehl, J., Förstl, H., Jansen, S., und Kurz, A. (2004). Frontotemporale Demenz: Besondere Probleme für die Angehörigen. *Zeitschrift für Gerontologie und Geriatrie, 37*(4), 301–306.

Dietl, M., Kornhuber, J., Schoffski, O., und Grassel, E. (2010). Kosteneffektivitätsmodell eines ambulanten Hilfeangebotes für pflegende Angehörige von Demenzkranken. *Gesundheitswesen (Bundesverband der Ärzte des Öffentlichen Gesundheitsdienstes (Germany)), 72*(2), 99–105.

Donath, C., Grassel, E., Grossfeld-Schmitz, M., Menn, P., Lauterberg, J., Wunder, S., et al. (2010). Effects of general practitioner training and family support services on the care of home-dwelling dementia patients – Results of a controlled cluster-randomized study. *BMC health services research, 10,* 1–14.

Donath, C., Luttenberger, K., und Gräßel, E. (2009). Pflegekurse – Prädiktoren der Inanspruchnahme und Qualitätserwartungen aus Sicht pflegender Angehöriger eines Demenzpatienten. *Das Gesundheitswesen, 71*(5), 291–292.

Drach, L. (2007). Gedächtnissprechstunden im deutschen Nordosten. *Zeitschrift für Gerontopsychologie und -psychiatrie, 20*(1), 69–71.

Ernst, J., Krapp, S., Schuster, T., Förstl, H., Kurz, A., und Diehl-Schmid, J. (2010). *Fahrtauglichkeit bei Patienten mit frontotemporaler und Alzheimer-Demenz.* Retrieved March 08, 2012, from http://www.springerlink.com/content/b6521528p0634774/fulltext.pdf

Eschweiler, G., Leyhe, T., Kloppel, S., und Hull, M. (2010). New developments in the diagnosis of dementia. *Dtsch Ärztebl Int (Deutsches Ärzteblatt international), 107*(39), 677–683. Retrieved from http://data.aerzteblatt.org/pdf/DI/107/39/m677.pdf

Evans, G. (2009). Improving end of life care for the person with dementia: A practical approach from general practice. *Dementia, 8*(3), 363–376.

Fendrich, K., Berg, N., Siewert, U., und Hoffmann, W. (2010). Demografischer Wandel. *Bundesgesundheitsblatt – Gesundheitsforschung – Gesundheitsschutz, 53*(5), 479–485.

Fiehler, R. und Thimm, C. (2003). *Sprache und Kommunikation im Alter.* Retrieved February 13, 2012, from http://www.verlag-gespraechsforschung.de/2004/alter/alter.pdf

Fischer, T., Worch, A., Nordheim, J., Hasselhorn, H., Martin Wulff, I., Graske, J., et al. (2011). Ambulant betreute Wohngemeinschaften für alte, pflegebedürftige Menschen – Merkmale, Entwicklung und Einflussfaktoren. *Pflege, 24*(2), 97–109.

Folstein, MF., Folstein, SE., McHugh, PR. (dt. Fassung Kessler, J., Markowitsch, HJ., Denzler, PE.) (1990). Mini-Mental-Status-Test (MMST). Beltz Testgesellschaft, Weinheim.

Förstl, H., Bickel, H., Kurz, A., und Borasio, G. D. (2010). Sterben mit Demenz. Versorgungssituation und palliativmedizinischer Ausblick. *Fortschritte der Neurologie-Psychiatrie, 78*(4), 203–212.

Froelich, L., Andreasen, N., Tsolaki, M., Foucher, A., Kavanagh, S., van Baelen, B., et al. (2009). Long-term treatment of patients with Alzheimer's disease in primary and secondary care: results from an international survey. *Current Medical Research and Opinion, 25*(12), 3059–3068.

Fuchs-Lacelle, S., und Hadjistavropoulos, T. (2004). Development and preliminary validation of the pain assessment checklist for seniors with limited ability to communicate (PACSLAC). *Pain Management Nursing, 5*(1), 37–49.

Georges, J., Jansen, S., Jackson, J., Meyrieux, A., Sadowska, A., und Selmes, M. (2008). Alzheimer's disease in real life – the dementia carer's survey. *International Journal of Geriatric Psychiatry, 23*(5), 546–551, from http://content.ebscohost.com/pdf9/pdf/2008/BWG/01May08/31875690.pdf?T=P&P= AN&K=31875690&S=R&D=pbh&EbscoContent=dGJyMMTo50SeprI4zOX0OLCmr0meprRSrqi4 SbSWxWXS&ContentCustomer=dGJyMPGot1CwprFQuczNZLnb5ofx6gAA.

Gläser, J., und Laudel, G. (2004). *Experteninterviews und qualitative Inhaltsanalyse.* Wiesbaden: VS Verlag für Sozialwissenschaften.

Godemann, F., Blittersdorf, K., Poschenrieder, M., Klimitz, H., Hauth, I., und Gutzmann, H. (2010). Leitlinienkonformität in der Behandlung schizophrener Patienten, *81*(5), 584–593.

Gräßel, E., Donath, C., und Kunz, S. (2011). Versorgungsforschung bei Demenz im Projekt IDA: Vermittlung von angehörigenbezogenen Angeboten durch Hausärzte. In G. Stoppe (Ed.), *Report Versorgungsforschung: Vol. 3. Die Versorgung psychisch kranker alter Menschen. Bestandsaufnahme und Herausforderung für die Versorgungsforschung ; mit 29 Tabellen* (pp. 151–159). Köln: Dt. Ärzte-Verlag.

Gräßel, E., Luttenberger, K., Trilling, A., und Donath, C. (2010). Counselling for dementia caregivers – Predictors for utilization and expected quality from a family caregiver's point of view. *European Journal of Ageing, 7*(2), 111–119.

Grass-Kapanke, B., Brieber, S., Pentzek, M., und Ihl, R. (2005). *Der TFDD.* Retrieved February 13, 2012, from http://www.psycontent.com/content/kj58223281317427/fulltext.pdf

Grass-Kapanke, B., Kunczik, T., und Gutzmann, H. (2008). *DIAS – Studie zur Demenzversorgung im ambulanten Sektor.* Retrieved November 10, 2011, from http://www.dggpp.de/documents/DIAS.pdf

Gronemeyer, R., Fink, M., und Jurk, C. (2008). *Palliative Praxis bei Demenz. Studien und Modelle in der internationalen Literatur.* Retrieved March 08, 2012, from http://www.bosch-stiftung.de/content/ language1/downloads/Palliative_Praxis_bei_Demenz.pdf

Grossfeld-Schmitz, M., Donath, C., Holle, R., Lauterberg, J., Ruckdaeschel, S., Mehlig, H., et al. (2010). Counsellors contact dementia caregivers – predictors of utilisation in a longitudinal study. *BMC geriatrics, 10*, 24.

Gutzmann, H., und Haupt, M. (2009). Standortbestimmung Gerontopsychiatrie. *Die Psychiatrie: Grundlagen und Perspektiven, 6*(4), 221–225.

Haberstroh, J., Hampel, H., und Pantel, J. (2010). Optimal management of Alzheimer's disease patients: Clinical guidelines and family advice. *Neuropsychiatric Disease and Treatment, 6*, 243–253.

Hasselbalch, S., Baloyannis, S., Denislic, M., Dubois, B., Oertel, W., Rossor, M., et al. (2007). Education and training of European neurologists in dementia. *European Journal of Neurology, 14*(5), 505–509.

Haupt, M., und Wielink, W. (2006). Kombinierte pharmakologische und psychotherapeutische Behandlung im frühen Stadium einer Alzheimer-Demenz über 30 Monate. *Der Nervenarzt, 77*(7), 842–846, from http://search.ebscohost.com/login.aspx?direct=true&db=psyh&AN=2006-09454-008&lang=de&site=ehost-live.

Hentschel, F., Damian, M., Kreis, M., und Krumm, B. (2004). Auswirkungen der erweiterten klinischen Diagnostik auf das Diagnosespektrum einer Gedächtnisambulanz. *Zeitschrift für Gerontologie und Geriatrie : Organ der Deutschen Gesellschaft für Gerontologie und Geriatrie, 37*(2), 145–154.

Hewer, W., und Stark, H. (2010). Verlegungen zwischen Gerontopsychiatrie und Allgemeinkrankenhaus: Analyse der Daten eines Jahres. *DMW – Deutsche Medizinische Wochenschrift, 135*(01/02), 13–18.

Hirsch, R. (2008). Im Spannungsfeld zwischen Medizin, Pflege und Politik: Menschen mit Demenz. *Zeitschrift für Gerontologie und Geriatrie, 41*(2), 106–116.

Hirsch, R. (2010). Psychotherapie alter Menschen. *Verhaltenstherapie und Psychosoziale Praxis, 42*(3), 677–694, from http://search.ebscohost.com/login.aspx?direct=true&db=psyh&AN=2010-21175-007&lang=de&site=ehost-live.

Hirsch, R. D. (2001). Sozio- und Psychotherapie bei Alzheimerkranken. *Zeitschrift für Gerontologie und Geriatrie, 34*(2), 92–100.

Holle, R., Gräßel, E., Ruckdäschel, S., Wunder, S., Mehlig, H., Marx, P., et al. (2009). Dementia care initiative in primary practice: study protocol of a cluster randomized trial on dementia management in a general practice setting. *BMC health services research, 9*(91).

Hüll, M., und Wernher, I. (2010). Psychosoziale Interventionen und Angehörigenverfahren. *Der Nervenarzt, 81*(7), 823–826.

Iliffe, S., Manthorpe, J., und Eden, A. (2003). Sooner or later? Issues in the early diagnosis of dementia in general practice: a qualitative study. *Family Practice, 20*(4), 376–381.

Jansen, S. (2005). Die Situation der Demenzkranken und ihrer Angehörigen. Unterstützung durch die Deutsche Alzheimer Gesellschaft. *Nervenheilkunde, 24*(6), 507–510.

Jessen, F., und Maier, W. (2007). Ein Beitrag zur aktuellen Antidementivadiskussion in Deutschland. *Der Nervenarzt, 78*(5), 491–497.

Jessen, F., und Spottke, A. (2010). Therapie von psychischen und Verhaltenssymptomen bei Demenz. *Der Nervenarzt, 81*(7), 815–822.

Jost, E., Voigt-Radloff, S., Hüll, M., Dykierek, P., und Schmidtke, K. (2006). Fördergruppe für Demenzpatienten und Beratungsgruppe für Angehörige. *Zeitschrift für Gerontopsychologie und -psychiatrie, 19*(3), 139–150.

Jox, R. J. (2006). Aufklärung und Vorsorge in der Betreuung von Patienten mit Alzheimer-Demenz. In H. Aldebert (Ed.), *Demenz verändert. Hintergründe erfassen, Deutungen finden, Leben gestalten* (pp. 63–78). Schenefeld: EB-Verlag.

Jünemann, S., und Gräßel, E. (2004). Was erwarten pflegende Angehörige. *Zeitschrift für Gerontopsychologie und -psychiatrie, 17*(4), 225–237.

Kaduszkiewicz, H., und van den Bussche, H. (2005). Auf dem Weg zur Integrierten Versorgung Demenzkranker: Welche Fragen müssen geklärt werden? *ZFA – Zeitschrift für Allgemeinmedizin, 81*(5), 197–202.

Kaduszkiewicz, H., Wiese, B., und van den Bussche, H. (2007). Kompetenz, Grundeinstellung und professionelles Handlungskonzept von Hausärzten und Spezialisten in der Versorgung Demenzkranker. *Nervenheilkunde, 26*(8), 670–678. Retrieved December 17, 2011.

Kessler, J., Calabrese, P., und Kalbe, E. (2010). DemTect-B: ein Äquivalenztest zum kognitiven Screening DemTect-A. *Fortschritte der Neurologie-Psychiatrie, 78*(9), 532–535.

Khan, K. S., Kunz R., Kleijnen J., und Antes G. (2004). *Systematische Übersichten und Meta-Analysen: Ein Handbuch für Ärzte in Klinik und Praxis sowie Experten im Gesundheitswesen*. Berlin, Heidelberg: Springer-Verlag.

Kirchner, H., Fiene, M., und Ollenschläger, G. (2003). Bewertung und Implementierung von Leitlinien. *Rehabilitation, 42*(2), 74–82.

Kirschner, S., Witzleb, W.-C., Eberlein-Gonska, M., Krummenauer, F., und Günther, K.-P. (2007). Klinische Pfade. *Der Orthopäde, 36*(6), 516–522.

Klesse, C., Bermejo, I., und Härter, M. (2007). Neue Versorgungsmodelle in der Depressionsbehandlung. *Der Nervenarzt, 78*(S3), 585–596.

Kliche, T., und Touil, E. (2011). Förderfaktoren und Hürden für Innovationen – das Beispiel Prävention und Gesundheitsförderung: Eine Zusammenfassung des Forschungsstandes. *Report Psychologie, 36 (11-12)*, 466–476.

Kofahl, C. (2010). *Determinanten der Belastung, Entlastung und Lebensqualität betreuender Angehöriger älterer Menschen: Dissertation Universität Hamburg*. Retrieved March 07, 2012, from Universität Hamburg: http://ediss.sub.uni-hamburg.de/volltexte/2010/4775/pdf/Dissertation_Kofahl_Pflegende_Angehoerige.pdf

Kohler, S. W. J. (2007). *Ambulant betreute Wohngemeinschaft für Menschen mit Demenz: Ein Leitfaden für Angehörige*. Retrieved March 08, 2012, from http://www.hamburg.de/contentblob/128372/data/dementen-wgs-datei.pdf

Koitka, C. (2010). *Implementierung und Wirksamkeit Klinischer Behandlungspfade: Eine systematische Literaturanalyse*. Dissertation, Westfälische Wilhelms-Universität Münster, Münster.

Kratz, T. (2007). Delir bei Demenz. *Zeitschrift für Gerontologie und Geriatrie, 40*(2), 96–103.

Kruse, A. (2011). Demenz. In G. Stoppe (Ed.), *Report Versorgungsforschung: Vol. 3. Die Versorgung psychisch kranker alter Menschen. Bestandsaufnahme und Herausforderung für die Versorgungsforschung ; mit 29 Tabellen* (pp. 123–132). Köln: Dt. Ärzte-Verlag.

Kuckartz, U. (2007). *Qualitative Evaluation: Der Einstieg in die Praxis*. Wiesbaden: VS Verlag für Sozialwissenschaften | GWV Fachverlage GmbH Wiesbaden.

Kunzmann, B., Aldridge, D., Gruber, H., und Wichelhaus, B. (2005). Künstlerische Therapien: Zusammenstellungen von Studien zu Künstlerischen Therapien in der Onkologie und Geriatrie. *Musik-, Tanz- und Kunsttherapie, 16*(2), 77–86.

Kurz, A., Cramer, B., Egert, S., Frölich, L., Gertz, H.-J., Knorr, C., et al. (2008a). Neuropsychologisch fundierte kognitive Verhaltenstherapie für Patienten mit Alzheimer-Krankheit im Frühstadium. *Zeitschrift für Gerontologie und Geriatrie: Organ der Deutschen Gesellschaft für Gerontologie und Geriatrie, 21*(3), 157–161.

Kurz, A., Pohl, C., Ramsenthaler, M., und Sorg, C. (2009). Cognitive rehabilitation in patients with mild cognitive impairment. *International Journal of Geriatric Psychiatry, 24*(2), 163–168, from http://content.ebscohost.com/pdf9/pdf/2009/BWG/01Feb09/36223332.pdf?T=P&P=AN&K=36223332&S=R&D=pbh&EbscoContent=dGJyMMTo5OSeprA4wtvhOLCmr0meprdSrqm4TbSWxWXS&ContentCustomer=dGJyMPGot1CwprFQuczNZLnb5ofx6gAA

Kurz, A., Schulz, M., Reed, P., Wortmann, M., Rodrigo, J., Lützau-Hohlbein, H. von, und Grossberg, G. (2008b). Personal perspectives of persons with Alzheimer's disease and their carers: A global survey. *Alzheimer's and Dementia, 4*(5), 345–352.

Kuske, B., Hanns, S., Luck, T., Angermeyer, M. C., Behrens, J., und Riedel-Heller, S. G. (2007). Nursing home staff training in dementia care: a systematic review of evaluated programs. *International psychogeriatrics / IPA, 19*(5), 818–841.

Kutzleben, M. von, Schmid, W., Halek, M., Holle, B., und Bartholomeyczik, S. (2012). Community-dwelling persons with dementia: What do they need? What do they demand? What do they do? A systematic review on the subjective experiences of persons with dementia. *Aging und Mental Health*, 1–13.

Lammler, G., Stechl, E., und Steinhagen-Thiessen, E. (2007). Die Patientenaufklärung bei Demenz. *Zeitschrift für Gerontologie und Geriatrie, 40*(2), 81–87. Retrieved from http://www.springerlink.com/content/g9324750252qj7jh/fulltext.pdf

Lauterberg, J., Grossfeld-Schmitz, M., Ruckdäschel, S., Neubauer, S., Mehlig, H., Gaudig, M., et al. (2007). Projekt IDA – Konzept und Umsetzung einer cluster-randomisierten Studie zur Demenzver-

107

sorgung im hausärztlichen Bereich. *Zeitschrift für ärztliche Fortbildung und Qualität im Gesundheitswesen, 101*(1), 21–26. Retrieved from http://www.projekt-ida.de/media/downloads/publikationen/Lauterberg_et_al_ZAEFQ_1_07.pdf

Lefebvre-Chapiro, S. (2001). The Doloplus-Scale – evaluating pain in the elderly. *European Journal of Palliativ Care*, (8), 191–193.

Lelgemann, M., und Ollenschläger, G. (2006). Evidenzbasierte Leitlinien und Behandlungspfade. *Der Internist, 47*(7), 690–698.

Lüttje, D., Varwig, D., Teigel, B., und Gilhaus, B. (2011). Das geriatrische Assessment. *Der Internist, 52*(8), 925–933.

Lützau-Hohlbein, H. von (2004). Ambulante Pflege: Aus Sicht der Angehörigen – Zusammenarbeit mit Angehörigen. In M. Hasseler und M. Meyer (Eds.), *Ambulante Pflege. Neue Wege und Konzepte für die Zukunft* (pp. 126–131). Hannover: Schlütersche Verlagsgesellschaft.

Maeck, L., Haak, S., Knoblauch, A., und Stoppe, G. (2007). Early diagnosis of dementia in primary care: a representative eight-year follow-up study in Lower Saxony, Germany. *International journal of geriatric psychiatry, 22*(1), 23–31.

Maeck, L., Haak, S., Knoblauch, A., und Stoppe, G. (2008). Primary care physicians' attitudes related to cognition enhancers in early dementia: A representative eight-year follow-up study in Lower Saxony, Germany. *International Journal of Geriatric Psychiatry, 23*(4), 415-421.

Maier, W., und Jessen, F. (2010). Evidenzbasierte Standards für die Versorgung von Patienten mit Demenzen. *Der Nervenarzt, 81*(7), 795.

Mayring, P. (2003). *Qualitative Inhaltsanalyse.* Weinheim: Deutscher Studienverlag.

Mayring, P. (2010). *Qualitative Inhaltsanalyse: Grundlagen und Techniken* (11. aktualisierte und überarbeitete Auflage). Weinheim und Basel: Beltz Verlag.

Melchinger, H. (2008). *Strukturfragen der ambulanten psychiatrischen Versorgung unter besonderer Berücksichtigung von Psychiatrischen Institutsambulanzen und der sozialpsychiatrischen Versorgung außerhalb der Leistungspflicht der Gesetzlichen Krankenversicherung: Expertise.* Retrieved November 10, 2011, from http://dgsp-brandenburg.de/sites/default/files/Melchinger_KBV_Gutachten.pdf

Melchinger, H., und Machleidt, W. (2005). Hausärztliche Versorgung von Demenzkranken: Analyse der Ist-Situation und Ansätze für Qualifizierungsmaßnahmen. *Nervenheilkunde, 24*(6), 493–498.

Meuser, M., und Nagel, U. (2009). Das Experteninterview – konzeptionelle Grundlagen und methodische Anlage. In S. Pickel, G. Pickel, H.-J. Lauth, und D. Jahn (Eds.), *Das Experteninterview — konzeptionelle Grundlagen und methodische Anlage* (pp. 465–479). Wiesbaden: VS Verlag für Sozialwissenschaften.

Mißlbeck, A. (2009). *Demenz: Plädoyer für gemeinsame Behandlungspfade.* Retrieved June 07, 2011, from http://www.aerztezeitung.de/extras/druckansicht/?sid=568280&pid=574888.

Naumann, J., Grimm, C., Rychlik, R., und Brunner, H. (2011). Nutzen von Therapien bei Morbus Alzheimer aus Sicht der pflegenden Angehörigen. *Gesundheitsökonomie und Qualitätsmanagement, 16*(03), 160–165.

Neal, M., und Barton-Wright, P. (2003). Validation therapy for dementia. *Cochrane Database of Systematic Reviews*, (3), from http://onlinelibrary.wiley.com/store/10.1002/14651858.CD001394/asset/CD001394_abstract.pdf?v=1&t=gvt7eq7u&s=e7c3d958cf9bbcb20afa55428b81ee711a581211.

Nocon, M., Roll, S., Schwarzbach, C., Vauth, C., Greiner, W., und Willich, S. N. (2010). Pflegerische Betreuungskonzepte bei Patienten mit Demenz. Ein systematischer Review. *Zeitschrift für Gerontologie und Geriatrie, 43*(3), 183–189.

Oswald, W. D., Hagen, B., und Rupprecht, R. (2001). Nichtmedikamentöse Therapie und Prävention der Alzheimer Krankheit. *Zeitschrift für Gerontologie und Geriatrie, 34*(2), 116–121.

Pentzek, M., Wollny, A., Wiese, B., Jessen, F., Haller, F., Maier, W., et al. (2009). Apart from nihilism and stigma: What influences general practitioners' accuracy in identifying incident dementia. *The American Journal of Geriatric Psychiatry, 17*(11), 965–975. Retrieved from http://search.ebscohost.com/login.aspx?direct=true&db=psyh&AN=2009-19975-008&lang=de&site=ehost-live

Pick, P., und Fleer, B. (2007). Demenzmanagement: eine Bestandsaufnahme aus Sicht des MDS Herausforderungen an das gesundheitliche Versorgungssystem. *Notfall und Hausarztmedizin, 33*(12), 572–574.

Pinquart, M., und Sorensen, S. (2006). Helping caregivers of persons with dementia: which interventions work and how large are their effects? *International psychogeriatrics / IPA, 18*(4), 577–595.

Reuster, T., Jurjanz, L., Schützwohl, M., und Holthoff, V. (2008). Effektivität einer optimierten Ergotherapie bei Demenz im häuslichen Setting (ERGODEM). *Zeitschrift für Gerontopsychologie und -psychiatrie, 21*(3), 185–189.

Riepe, M., und Gaudig, M. (2010). Ambulante Versorgung von Demenzpatienten? Behandlungsrealität in Deutschland. *Aktuelle Neurologie, 37*(6), 282–288.

Rieth-Kunert, A. (2008). *Einflussfaktoren auf den Verlauf der Alzheimer Demenz : Betreuung, Pflegeeinstufung, Heimeinweisung und Versterben im Verlauf von vier Jahren bei Patienten der Gedächtnissprechstunde Hannover.* Dissertation, Medizinische Hochschule Hannover, Hannover.

Robert Koch Institut (RKI) (2005). Altersdemenz. *Gesundheitsberichterstattung des Bundes*, (28), Retried from http://www.rki.de/cln_116/nn_199850/DE/Content/GBE/Gesundheitsberichterstattung/GBEDownloadsT/altersdemenz,templateId=raw,property=publicationFile.pdf/altersdemenz.pdf

Romero, B. (2004). Selbsterhaltungstherapie: Konzept, klinische Praxis und bisherige Ergebnisse. *Zeitschrift für Gerontopsychologie und -psychiatrie, 17*(2), 119–134.

Romero, B. (2009). Rehabilitationsprogramme und psychoedukative Ansätze für Demenzkranke und betreuende Angehörige. In H. Förstl (Ed.), *Demenzen in Theorie und Praxis* (2nd ed., pp. 411–430). München: Springer.

Salfeld, R., Hehner, S., und Wichels, R. (2008). Patientenzentrierte Behandlungsabläufe – Schlüssel zu mehr Wirtschaftlichkeit und Qualität. In R. Salfeld, S. Hehner, und R. Wichels (Eds.), *Modernes Krankenhausmanagement. Konzepte und Lösungen.* (pp. 47–97). Heidelberg: Sprimger.

Sander, K., und Albus, M. (2012). Innovative Projekte im Gefolge der Gesundheitsmodernisierung Innovative Gesundheitsmodernisierungsgesetze: Erfahrungen mit einem Projekt der integrierten Versorgung in der Psychiatrie. *Psychiatrische Forschung*, (Supplement 1), 92–95.

Sandholzer, H., Breull, A., und Fischer G.C. (1999). *Früherkennung und Frühbehandlung von kognitiven Funktionseinbußen: eine Studie über eine geriatrische Vorsorgeuntersuchung im unausgelesenen Patientengut der Allgemeinpraxis.* Retrieved March 08, 2012, from http://www.springer link.com/content/y1d8b9y5gatwc7dd/fulltext.pdf

Schacke, C., und Zank, S. (2009). *Das Berliner Inventar zur Angehörigenbelastung – Demenz (BIZA-D): Manual für die Praxisversion (BIZA-D-PV)* (1st ed.). ZPE-Schriftenreihe / Zentrum für Planung und Evaluation Sozialer Dienste der Universität Siegen: Vol. 23. Siegen: ZPE.

Schaeffer, D., und Kuhlmey, A. (2008). Pflegestützpunkte – Impuls zur Weiterentwicklung der Pflege. *Zeitschrift für Gerontologie und Geriatrie, 41*(2), 81–85.

Schaub, R. (2006). Psychotherapie und psychosoziale Interventionen bei Demenzerkrankungen. *PDP Psychodynamische Psychotherapie: Forum der tiefenpsychologisch fundierten Psychotherapie, 5*(2), 78–98.

Schencking, M., und Keyser, M. (2007). Demenz – Was kann der Hausarzt tun? – Soll-Ist-Vergleich in der Versorgung demenzkranker Patienten. *Notfall und Hausarztmedizin, 33*(12), 576–578.

Schicker, G. (2008). Praxisnetze im Gesundheitswesen. In H. Schubert (Ed.), *Netzwerkmanagement. Koordination von professionellen Vernetzungen – Grundlagen und Praxisbeispiele* (pp. 146–166). Wiesbaden: VS Verlag für Sozialwissenschaften / GWV Fachverlage GmbH Wiesbaden.

Schmitt, B., und Frölich, L. (2007). Kreative Therapieansätze in der Behandlung von Demenzen – eine systematische Übersicht. *Fortschritte der Neurologie – Psychiatrie, 75*(12), 699–707.

Schnabel, M., Kill, C., El-Sheik, M., Sauvageot, A., Klose, K. J., und Kopp, I. (2003). Von der Leitlinie zum Behandlungspfad: Entwicklung eines prozessmanagementorientierten Algorithmus zur Akutversorgung polytraumatisierter Patienten. *Der Chirurg, 74*(12), 1156–1166.

Schubert, H. (Ed.) (2008). *Netzwerkmanagement: Koordination von professionellen Vernetzungen – Grundlagen und Praxisbeispiele.* Wiesbaden: VS Verlag für Sozialwissenschaften / GWV Fachverlage GmbH Wiesbaden.

Selbmann, H., und Kopp, I. (2005). Implementierung von Leitlinien in den Versorgungsalltag. *Die Psychiatrie, 2*(1), 33–38.

Steckmaier, H. (2010). *Integrierte Versorgung und Managed Care in der Gemeindepsychiatrie – Aufbau eines ambulanten Versorgungsnetzwerkes nach § 140a ff SGB V. Masterarbeit.* Retrieved from http:// www.projekteverein.de/8_dokumente/fachartikel/2010_integrierte-versorgung-und-managed-care_ steckermaier.pdf

Steinacher, B. (2008). *Effekte der Implementierung eines Klinischen Behandlungspfades für Psychosen aus dem schizophrenen Formenkreis*, Freie Universität Berlin, Berlin.

Stoppe, G. (2011a). Demenz: Frühdiagnose und ambulante Versorgung. In G. Stoppe (Ed.), *Report Versorgungsforschung: Vol. 3. Die Versorgung psychisch kranker alter Menschen. Bestandsaufnahme und Herausforderung für die Versorgungsforschung ; mit 29 Tabellen* (pp. 133–140). Köln: Dt. Ärzte-Verlag.

Stoppe, G. (Ed.) (2011b). *Report Versorgungsforschung: Vol. 3. Die Versorgung psychisch kranker alter Menschen: Bestandsaufnahme und Herausforderung für die Versorgungsforschung; mit 29 Tabellen.* Köln: Dt. Ärzte-Verlag.

Stoppe, G., Bergmann, F., Bohlken, J., Damerau-Dambrowski, V. von der, Roth-Sackenheim, C., und Wächtler, C. (2004). Ambulante Versorgung von Demenzkranken: Ein Vorschlag zur Gestaltung der Schnittstelle zwischen Hausärzten und Ärzten für Psychiatrie und Neurologie in Deutschland. *Psychoneuro, 30*(9), 489–496.

Stoppe, G., Knoblauch, A., Haak, S., und Maeck, L. (2007). Die Frühdiagnose der Demenz in der Praxis niedergelassener Ärzte: Unterschiede zwischen Haus- und Fachärzten in Deutschland. *Psychiatrische Praxis, 34*(3), 134–138.

Stoppe, G., Otto, A., Koller, M., und Staedt, J. (2005). Verlaufsuntersuchung zur gerontopsychiatrischen Behandlung im Vergleich zwischen integrierter Versorgung an einer Universität und separierter Versorgung an einem Landeskrankenhaus – II. Diagnosen und Behandlung. *Psychiatrische Praxis, 32*(5), 245–251.

Süße, D. (2005). Krisenintervention in der Psychiatrie: Konzept einer stationären Fokaltherapie bei akuten psychiatrischen Erkrankungen. *Hessisches Ärzteblatt, 4,* 227–230.

Trauschke, T., Werner, H., und Gerlinger, T. (2009). Zur Diagnostik und Häufigkeit von demenziellen Erkrankungen. *Zeitschrift für Gerontologie und Geriatrie, 42*(5), 385–390.

Ungewitter, C., Böttger, D., Choucair, B., El-Jurdi, J., Gockel, T., Hausner, H., et al. (2010). *Bestandsaufnahme der Versorgung psychisch kranker Menschen in Deutschland: Inanspruchnahmemuster und Kooperation der Leistungserbringer: Abschlussbericht des Forschungsprojektes im Rahmen der Förderinitiative der Bundesärztekammer zur Versorgungsforschung.* Leipzig. Retrieved from March 20, 2012.

Valdes-Stauber, J., Nißle, K., Schäfer-Walkmann, S., und Cranach, M. von (2007). Gerontopsychiatrie in der Gemeinde: Ergebnisse eines gerontopsychiatrischen Verbundsystems. *Psychiatrische Praxis, 34,* 129–133.

van den Bussche, H., und Leitner, H. (2011). Demenz, Komorbidität und Versorgungsqualität – Eine Exploration. In G. Stoppe (Ed.), *Report Versorgungsforschung: Vol. 3. Die Versorgung psychisch kranker alter Menschen. Bestandsaufnahme und Herausforderung für die Versorgungsforschung; mit 29 Tabellen* (pp. 141–150). Köln: Dt. Ärzte-Verlag.

Voigt-Radloff, S., Schochat, T., und Heiss, H. W. (2004). Kontrollierte Studien zur Wirksamkeit von Ergotherapie bei Älteren. Teil II: Evidenz bei priorisierten Krankheiten und Behinderungen. *Zeitschrift für Gerontologie und Geriatrie, 37*(6), 450–458.

Volicer, L., Hurley A. C., und Blasi, Z. V. (2001). Scales for Evaluation of End-of-Life Care in Dementia. *Alzheimer Disease and Associated Disorders, 4*(15), 194–200. Retrieved from http://home.uchicago. edu/~/tmurray1/research/articles/printed%20and%20read/scales%20for%20evaluation%20of%20end %20of%20life%20care%20in%20dementia.pdf

Vollmar, H. C., Gräßel, E., Lauterberg, J., Neubauer, S., Grossfeld-Schmitz, M., Koneczny, N., et al. (2007). Multimodale Schulung von Hausärzten – Evaluation und Wissenszuwachs im Rahmen der Initiative Demenzversorgung in der Allgemeinmedizin (IDA). *Zeitschrift für ärztliche Fortbildung und Qualitätssicherung.* Retrieved from http://www.projekt-ida.de/media/downloads/publikationen/ Vollmar_et_al_ZAEFQ_1_07.pdf

Vollmar, H. C., Koch, B., Schürer-Maly, C. C., Löscher, S., Koneczny, N., und Butzlaff, M. (2005). *Leitlinie für Betroffene, Angehörige und Pflegende Demenzkrankheit (Alzheimer und andere Demenz-Formen).* Retrieved from February 13, 2012, from http://www.patientenleitlinien.de/ Demenz/Demenz-Quellen/demenz-quellen.html.

Walle, M. (2010). *Theorie und Praxis eines zukunftsorientierten ambulant gesteuerten psychiatrischen Behandlungssystems. Netzwerksysteme für integrierte Behandlung und Versorgung: Vol. 1.* Berlin: Weingärtner.

Wancata, J. (2011). Demenzerkrankungen – ein Thema für die psychiatrische Forschung? *Psychiatrische Praxis, 38*(07), 345–347.

Weinbrenner, S., und Ollenschläger, G. (2008). Leitlinien – Grundlage neuer, zukunftsweisender Versorgungsformen. *Bundesgesundheitsblatt – Gesundheitsforschung – Gesundheitsschutz, 51*(5), 558–564.

Werheid, K., und Thöne-Otto, A. (2010). *Alzheimer-Krankheit: Ein neuropsychologisch-verhaltenstherapeutisches Manual* (1st ed.). Weinheim: Beltz.

Weyerer, S., und Schäufele, M. (2004). Die Versorgung dementer Patienten in Deutschland aus epidemiologischer Sicht. *Zeitschrift für Gerontopsychologie und -psychiatrie, 17*(1), 41–50.

Wilz, G., Große, K., und Kalytta, T. (2011). Evidenzbasierte psychotherapeutische Interventionen für pflegende Angehörige von Demenzkranken – Ergebnisse zur Wirksamkeit eines kognitivbehavioralen Gruppenkonzepts. In O. Dibelius und W. Maier (Eds.), *Versorgungsforschung für demenziell erkrankte Menschen* (1st ed., pp. 117–121). Stuttgart: Kohlhammer.

Wüstenbecker, M., Bruchmann, G., und Juckel, G. (2011). Gerontopsychiatrische Versorgung: Entwicklung von Bedarfen und Ressourcen. In G. Stoppe (Ed.), *Report Versorgungsforschung: Vol. 3. Die Versorgung psychisch kranker alter Menschen. Bestandsaufnahme und Herausforderung für die Versorgungsforschung; mit 29 Tabellen* (pp. 69–74). Köln: Dt. Ärzte-Verlag.

Zimmermann, R.-B. (2001). Theorien und Methoden psychiatrischer Krisenintervention. In T. G. Wüllenweber E. (Ed.), *Handbuch Krisenintervention. Hilfen für Menschen mit geistiger Behinderung: Theorie, Praxis, Vernetzung* (pp. 95–115). Stuttgart, Berlin, Köln: Kohlhammer.

Anhang

Anhang A: Suchbegriffe Literaturrecherche »Demenz«

Demenz/dementia OR Alzheimer/alzheimer AND Deutschland/germany
AND ältere/elderly AND...

Englische Suchbegriffe	Deutsche Suchbegriffe
health care	Versorgung, Inanspruchnahme
integrat*	Integrierte Versorgung
psychiatri*, specialist care, mental health specialist	Facharzt für Psychiatrie, Nervenarzt, Geriater
primary care, general pract*, family physician	Allgemeinmediziner, Hausarzt
mental health nurs*, home care nurs*, geriatric psychiatric nurs*, psychiatric nurs*	ambulant psychiatrische Pflege, ambulante Pflege, ambulante geriatrische Pflege
Ambulatory, outpatient	ambulant
Relatives, family, informal caregiver*	pflegende Angehörige, Familie, Lebenspartner
patient perspective, patient satisfaction	Patient, Demenz*kranker
support group, self-help-group, mutual aid group	Selbsthilfegruppen, Unterstützungsgruppen
disease management	Disease Management
crisis management, delir*	Krisenmanagement, Delir*
ca*e management, home treatment primary nursing, assertive community treatment	Ca*e Management
psychoeducat*	psychoedukat*
self-management, self help, psychotherapy*, bibliotherapy, psychosocial interventions	Selbstmanagement, Selbsthilfe*, Psychotherapie, Bibliotherapie, psychosoziale Interventionen
Consultation, collaborative, referral, liaison	Konsultation, Überweisung, Liaison
memory clinic*	Gedächtnissprechstunde
Volunteer, volunteer work*	ehrenamtlich*, Freiwilligenarbeit
care* home, nursing home, assertive outreach, rehab*, palliative*	Pflegeheim, Altenheim

Anhang B: Hinweise Gesprächsführung

Beispiel für einen Aufklärungsablauf nach Lammler (2007):

1. Patient fragen, ob er die Diagnose in Anwesenheit seiner Angehörigen hören möchte
2. Meinung der Angehörigen zur Aufklärung des Patienten einholen
3.
    a) gemeinsame Aufklärung
    b) wenn Patient nicht aufgeklärt werden will, um Einverständnis bitten, dass Angehörige die Diagnose erfahren
    c) falls Patient Aufklärung wünscht, aber die Angehörigen nicht, dass Patient die Diagnose erfährt: ein gemeinsames Gespräch suchen

- Bei der Aufklärung ist eine gute Kommunikation sowie leitlinienorientierte Darlegung des diagnostischen Prozesses wichtig.
- Informationsmaterial sollte begleitend ausgehändigt werden.
- Bei der Aufklärung sollten Patienten und Angehörige ermutigt werden, beim nächsten Termin aufkommende Fragen zu stellen.
- Eine teamgestützte Aufklärung sollte auch im Team erfolgen.
- Bei der Aufklärung müssen Autonomie und Wille von Patient und Angehörigen bewahrt werden.
- Die Art und der Umfang der Aufklärung müssen individuell erfolgen.

Im Gespräch mit Demenzpatienten verschieben sich die Schwerpunkte von inhaltlichen Aspekten hin zu Beziehungsaspekten. Im ärztlichen Gespräch sind die Vermittlung von Ruhe, Geduld und didaktische Wiederholungen sinnvoll (DEGAM 2008, 32).

Strategien zur Gesprächsführung

In Anlehnung an Erfahrungen über »schwierige« Gespräche kann das sog. SPIKES–Schema als 6-Stufen-Plan hilfreich sein:

- Im ersten Schritt geht es darum, das Gespräch so zu planen, dass auf eine ruhige patientenzentrierte Umgebung geachtet wird.
- Im zweiten Schritt gilt es, die Wahrnehmung des Patienten über seine Erkrankung zu erfahren und durch offene Fragen Klarheit darüber zu gewinnen, was er bereits weiß und wie er seine Situation interpretiert.
- In einem dritten Schritt ist es von Vorteil, eine Art »Einladung« des Patienten zu erhalten, um die Diagnose mitteilen zu können. Daher kann es hilfreich sein, bereits vor der Durchführung der Untersuchungen mit dem Patienten und Angehörigen zu besprechen, wie mit den Ergebnissen verfahren werden soll.
- Im vierten Schritt kann dann »portionsweise« eine patientengerechte Wissensvermittlung stattfinden. Dabei sollte durch offene Nachfragen geprüft werden, ob wichtige Inhalte verstanden wurden. Zu beachten ist, dass ein Patient manchmal auch nicht verstehen will.
- Im fünften Schritt kommt es darauf an, durch eine akzeptierende Grundhaltung Verständnis für die Gefühlsregungen des Patienten und der Angehörigen zu zeigen, z. B. durch Aussagen wie »Ich verstehe, dass das jetzt schwer für Sie ist«.
- Im letzten Schritt haben sich eine Zusammenfassung und eine richtungsweisende Zukunftsplanung bewährt. Es kommt darauf an, die vermittelten Informationen zusammenzufassen und Konsequenzen für die weitere Vorgehensweise zu ziehen. Wichtig ist zudem, eine Perspektive zu eröffnen, z. B. durch Aussagen wie »Ich stehe Ihnen als Ihr Arzt/Ihre Ärztin zur Seite«. (Quelle: *Baile, 2000, zitiert nach DEGAM 2008*)

Anhang C: Verschiedene Demenz-Diagnostikverfahren – eine Übersicht

Testkürzel	MMST	DemTect	UZT	TFDD
Vollständiger Name des Tests	Mini-Mental Status-Test	Demenz-Detektion (Erweiterung des MMST)	Uhrzeiten-Zeichnen-Test	Test zur Früherkennung der Demenz mit Depressionsabgrenzung
Dauer der Durchführung, ca. (in Min.)	15	7	5	5-10
Geeignet für Demenzstadium	mittel-schwergradig	frühes Stadium	mind. mittelgradig	k. A.
Interpretation	• max. 30 Punkte • < 24-26 Punkte Hinweis auf eine Demenz • < 20 Punkte -> mittelschwere Demenz • < 10 -> schwere Demenz	• altersanhängig (< oder > 60 Jahre) -> Umrechnung • max. 18 Punkte • 13 Punkte -> gute kognitive Leistung • 9-12 Punkte milde -> kognitive Beeinträchtigung • < 8 Punkte -> Demenz	• max. 6 Punkte • ab 3 Punkten Hinweis auf eine Demenz • < 5 Punkte weitere Abklärung erforderlich (z. B. zusätzlich mit MMST)	• Kognitionsteil: • max. 50 Punkte • < 35 Punkte -> Verdacht auf demenzielles Syndrom • Depressionsteil: • max. 20 Punkte • > 8 Punkte -> depressive Störung
Abrechnung	GOÄ-Ziffer 857	GOÄ-Ziffer 857	GOÄ-Ziffer 857	GOÄ-Ziffer 857
Anmerkungen Literatur	• geeignet für Ausschluss einer Demenz • ungeeignet für die Feststellung eines MCI • als einziger Test in einem spezialisierten Setting nicht vertretbar • ist für Monitoring von kognitiven Beeinträchtigungen bei AD oder MCI nicht sensitiv genug	• gute Sensivität lediglich in Deutschland gut etabliert • insbesondere DemTect-A ist sensitiver als MMST	• wahrscheinlich für die Differenzierung von MCI und Alzheimer ungeeignet sowie nicht • validiert für andere Demenzformen • nur Patienten mit progressiver AD haben Probleme bei der Uhrzeichnung	• besonders für HÄ geeignet • hohe Sensität und Spezifität
Anmerkungen Interviews	für HÄ nicht zu empfehlen		bisher nicht an HA-Stichprobe getestet	bisher nicht an HA-Stichprobe getestet

Quelle: DEGAM 2008; Eschweiler et al. 2010; Grass-Kapanke, Brieber, Pentzek und Ihl 2005; Kessler, Calabrese und Kalbe 2010; Froelich et al. 2009, [PsyE 22]

Anhang D: Minimal Mental-Status Test (MMST)[12]

Name _____ Alter _____ Jahre
Testdatum _____ Geschlecht ☐ männlich ☐ weiblich
Schulbildung _____ Beruf _____

Score[13]

1. Orientierung

1. Jahr ☐

2. Jahreszeit ☐

3. Datum ☐

4. Wochentag ☐

5. Monat ☐

6. Bundesland/Kanton ☐

7. Land ☐

8. Stadt/Ortschaft ☐

9. Klinik/Spital/Praxis/Altersheim ☐

10. Stockwerk ☐

Σ _____

2. Merkfähigkeit

11. »Auto« ☐

12. »Blume« ☐

13. »Kerze« ☐

Σ _____

Anzahl der Versuche bis zur vollständigen Reproduktion der Wörter ☐

3. Aufmerksamkeit und Rechenfähigkeit

14. »93« ☐

15. »86« ☐

16. »79« ☐

17. »72« ☐

18. »65« ☐

19. o – i – d – a – r (max. 5 Punkte) ☐

Σ _____

---

12 Vorlage ist adaptiert nach Folstein et al. (1990).

13 Bitte tragen Sie, wenn der Patient die Frage beantworten kann, eine 1 ein. Wenn der Patient die Frage nicht beantworten kann, eine 0.

4.   Erinnerungsfähigkeit

20. »Auto«   ☐
21. »Blume«   ☐
22. »Kerze«   ☐

Σ _____

5.   Sprache

23. Armbanduhr benennen   ☐
24. Bleistift benennen   ☐
25. Nachsprechen des Satzes:
      »Sie leiht ihm kein Geld mehr«   ☐
26. Kommandos befolgen
      – Blatt Papier in die rechte Hand,   ☐
      – in der Mitte falten,   ☐
      – auf den Boden legen   ☐
27. Anweisung auf der Rückseite dieses Blattes vorlesen und befolgen ☐
28. Schreiben eines vollständigen Satzes (Rückseite)   ☐
29. Nachzeichnen (s. Rückseite)   ☐

Σ _____

Gesamtpunktwert: _____

Bitte schließen Sie die Augen!

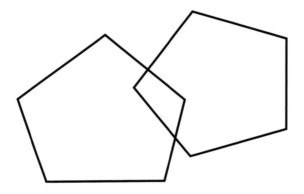

Register

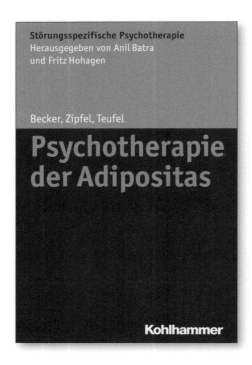

2015. 145 Seiten mit 7 Abb. und 15 Tab. Kart.
€ 39,99
ISBN 978-3-17-023062-0
Störungsspezifische Psychotherapie

Becker/Zipfel/Teufel

Psychotherapie der Adipositas

Interdisziplinäre Diagnostik und differenzielle Therapie

Die Behandlung der Adipositas stellt aufgrund der komplexen multifaktoriellen Genese eine Herausforderung dar. Ein leitliniengerechtes Therapiekonzept sollte auf die individuellen Bedürfnisse und Problembereiche des Betroffenen zugeschnitten werden und ist vom Ausmaß der Adipositas, dem Vorliegen körperlicher Folgeerkrankungen und psychischer Komorbidität sowie von Motivationsfaktoren der Patienten abhängig. Das praxisorientierte Buch gibt einen Überblick über das diagnostische Vorgehen, die Erstellung einer differenzierten Therapie und die aktuellen Behandlungsleitlinien der Adipositas. Den Schwerpunkt bildet ein kognitiv-verhaltenstherapeutischer Leitfaden zur Behandlung von adipösen Patienten mit einem BMI von 30–40 kg/m². Arbeitsmaterialien können als Zusatzmaterial im Internet heruntergeladen werden.

Dr. rer. nat. Dipl. Psych. Sandra Becker, leitende psychologische Psychotherapeutin der Abteilung für Psychosomatische Medizin und Psychotherapie, Universitätsklinikum Tübingen. **Prof. Dr. med. Stephan Zipfel,** Ärztlicher Direktor der Abteilung für Psychosomatische Medizin und Psychotherapie, Universitätsklinikum Tübingen. **Priv. Doz. Dr. med. Martin Teufel,** leitender Oberarzt in der Abteilung für Psychosomatische Medizin und Psychotherapie, Universitätsklinikum Tübingen.

auch als
EBOOK

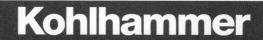

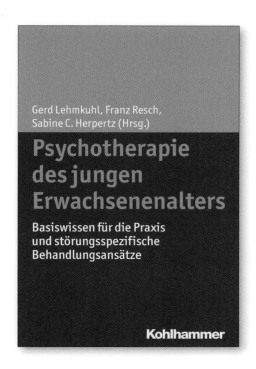

2015. 312 Seiten mit 3 Abb. und 18 Tab. Kart.
€ 69,99
ISBN 978-3-17-022698-2

Gerd Lehmkuhl/Franz Resch/Sabine C. Herpertz (Hrsg.)

Psychotherapie des jungen Erwachsenenalters

Basiswissen für die Praxis und störungsspezifische Behandlungsansätze

Die Psychotherapie des jungen Erwachsenenalters verlangt ein spezielles Vorgehen und besondere Kenntnisse. In diesem Altersbereich kommt es vor allem darauf an, neue Herausforderungen zu bewältigen und sich aus dem bisherigen Lebensfeld zu lösen. Für die Betroffenen ist es häufig schwierig, das richtige Behandlungsangebot zu finden. Die Beiträge des Buchs gehen auf die besonderen entwicklungspsychologischen, psychodynamischen und behandlungstechnischen Grundlagen ein. Ausgehend von Fallvignetten wird das psychotherapeutische Vorgehen in störungsspezifischen Kapiteln ausführlich dargestellt.

Prof. Dr. med. Dipl.-Psych. Gerd Lehmkuhl, Leiter der Klinik für Psychiatrie, Psychosomatik und Psychotherapie des Kindes- und Jugendalters der Universitätsklinik Köln.
Prof. Dr. med. univ. Franz Resch, Ärztlicher Direktor der Klinik für Kinder- und Jugendpsychiatrie, Zentrum für Psychosoziale Medizin. **Prof. Dr. med. Sabine C. Herpertz,** Direktorin der Klinik für Allgemeine Psychiatrie, Universität Heidelberg.

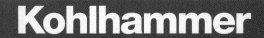

W. Kohlhammer GmbH · 70549 Stuttgart
Fax 0711/7863 - 8430 · vertrieb@kohlhammer.de

Kohlhammer

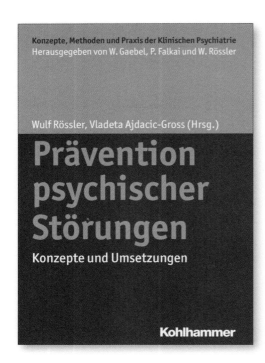

2015. 206 Seiten mit 7 Abb. und 17 Tab. Kart.
€ 59,99
ISBN 978-3-17-021986-1
Konzepte, Methoden und Praxis
der Klinischen Psychiatrie

Wulf Rössler/Vladeta Ajdacic-Gross (Hrsg.)

Prävention psychischer Störungen

Konzepte und Umsetzungen

Die Prävention psychischer Störungen ist fester Bestandteil des Alltags von Versorgungs-, Beratungs- und Bildungsinstitutionen. Dennoch ist sie zugleich wissenschaftliches Entwicklungsgebiet und gesundheitspolitisches Neuland. Dies ist das erste deutschsprachige Buch, das sich umfassend mit diesem herausfordernden Thema befasst. Die Beiträge folgen einerseits den Etappen des Lebenslaufs mit ihren spezifischen Aufgaben, Problemen und psychischen Gefährdungen. Zum andern wird die Prävention aus der Sicht der einzelnen Störungsgruppen behandelt. Streiflichtartig werden einzelne gelungene Projekte vorgestellt.

Prof. Dr. med. Dipl.-Psych. Wulf Rössler war langjähriger Direktor und Vorsteher der Psychiatrischen Universitätsklinik Zürich und hat nach seiner Emeritierung in 2013 Professuren in Lüneburg und Sao Paulo angenommen.
PD Dr. phil. Vladeta Ajdacic-Gross arbeitet am Forschungsbereich der Psychiatrischen Universitätsklinik Zürich.

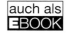

W. Kohlhammer GmbH · 70549 Stuttgart
Fax 0711/7863 - 8430 · vertrieb@kohlhammer.de

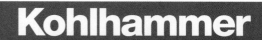